高龄孕产也轻松

——从初产到三胎

王蕾 著

U0278518

中国人口出版社
China Population Publishing House
全国百佳出版单位

图书在版编目（CIP）数据

高龄孕产也轻松：从初产到三胎 / 王蕾著 . -- 北京 : 中国人口出版社，2023.5

ISBN 978-7-5101-8840-4

Ⅰ . ①高… Ⅱ . ①王… Ⅲ . ①妊娠期—妇幼保健—基本知识 Ⅳ . ① R715.3

中国版本图书馆 CIP 数据核字（2022）第 230314 号

高龄孕产也轻松：从初产到三胎
GAOLING YUNCHAN YE QINGSONG: CONG CHUCHAN DAO SANTAI

王蕾 著

责 任 编 辑	江 舒
策 划 编 辑	江 舒
装 帧 设 计	华兴嘉誉
责 任 印 制	林 鑫 王艳如
出 版 发 行	中国人口出版社
印 刷	北京朝阳印刷厂有限责任公司
开 本	880 毫米 × 1230 毫米 1/32
印 张	7.25
字 数	160 千字
版 次	2023 年 5 月第 1 版
印 次	2023 年 5 月第 1 次印刷
书 号	ISBN 978-7-5101-8840-4
定 价	49.80 元

电 子 信 箱	rkcbs@126.com
总编室电话	（010）83519392
发行部电话	（010）83510481
传 真	（010）83538190
地 址	北京市西城区广安门南街 80 号中加大厦
邮 政 编 码	100054

前　言

　　想着手写一本书的念头是 2022 年五月份冒出来的。那是藏在我记忆深处的一个美好的季节，因为那是东北丁香花开的季节。

　　我的大学和研究生生涯是在哈尔滨医科大学度过的，那里有我最美好的回忆和青春时光。我在那个美丽的校园里生活了八年。每年五月的整整一个月，校园的每个角落几乎都能闻到清幽的丁香花香。晚饭后去自习室的路上，我经常会在树下寻找掉落的丁香花。

　　大五那年的一天，也是一个五月的午后，我突然发现丁香林掩映下的一面白墙不一样了，变成了一面名医墙，挂着其中前十位名医的巨幅照片。我不由地沿着名医墙走了几个来回，反复诵读他们的简介和履历。其中唯一一位女医生给我留下了深刻的印象，她就是时任哈医大附属第一医院妇产科主任的郑建华教授，一位知性、美丽，眼神无比坚毅、沉着的学者。我被她的气质和气场深深地吸引，当时我就做了一个影响我一生的决定：我要考郑老师的研究生，成为她的学生，成为一名像她一样受人敬仰的医生，践行"健康所系，性命相托"的誓言！终于，皇天不负有心人。一年后我考上了郑老师的研究生，真的成为了她的学生。

　　时光荏苒，转眼二十年过去了。相信在践行医学生誓言的道路上，我没有让自己的恩师失望。一路走来，我帮助过很多人。我做过产科医生，迎接过一个又一个新生命的降临；我做过妇科医生，治愈过很对女性的病痛；我做过生殖医生，为很多期盼孩子的夫妻带来了新的希望……同时，我也一路都在体会着孕育生命这件事，为广大年龄渐长的女性带来的困惑、焦虑甚至恐惧。

其实，人之所以恐惧，往往是因为不了解、不知道。

写这本书的目的，就是想在总结自己从医经验与心得的同时，帮助大家找准方向，不走弯路，远离焦虑，轻松孕育。本书内容涵盖了从备孕到产褥期的热点问题，包括：年纪渐长的女性应如何备孕、久备不孕该何去何从、"试管婴儿"怎么做、孕育二胎三胎与头胎相比有何不同、再次分娩应选择顺产还是剖宫产……心血之作，希望能对各位了不起的准妈妈、妈妈们，有所裨益！

王蕾

2023 年 4 月

目　录
Contents

备孕篇

产检篇

高龄孕产也轻松——从初产到三胎

分娩篇

产褥篇

高龄孕产也轻松——从初产到三胎

备孕篇

第一章

关于备孕，您的全家都准备好了吗？

🦟 如何做好备孕二胎三胎的心理建设？

作为一名妇产科医生，我经常会被我的患者朋友们问这样一个问题——

"王大夫，你会再生一个孩子吗？"

其实，关于这个问题我也反复考虑过好久。工作了这么多年，接诊了很多备孕、怀孕、不孕的患者，每个家庭对待这个问题，出发点都不一样，原因可能是多方面的。充满爱意的——想给自己的孩子生一个伴儿，以免将来孩子太孤单；满足自己愿望的——就是喜欢孩子；为了绵延子嗣——家里"有矿要继承的"……对于有二胎、三胎想法的夫妻来说，有的是欣欣然接受，积极准备，有的则是被逼无奈或者生活所迫，不得不再生一个娃，总之出发点林林总总，不一而足。

但是，你的家庭真的做好了再次迎接一个新生命的准备了吗？上升到敬畏生命的角度，父母要对即将出生的孩子的一生负责；下沉到生活中的点滴，从孩子呱呱坠地开始，父母就要负责照顾吃喝拉撒，期望小苗儿茁壮成长；上学时希望孩子金榜题名；工作后期待孩子一帆风顺、扬名立万……很多夫妻想到这，可能会感觉压力山大，尤其看看刚刚能离手的大宝，你还有勇气和信心把之前的经历再走一遭吗？你的身体、时间、精力、财力允许这个家庭再添人丁吗？我想这才是很多夫妻需要认真考虑的问题。

在备孕二胎三胎的心理建设方面，首先一定要夫妻双方的想法和行动达成一致，形成一个坚不可破的统一联盟。生孩子、养孩子终究是两个人的事，最忌讳"剃头担子一头热"，毕竟谁也不愿意将来落下这样的埋怨——"我说我不生，你非让我生！"

这样的例子我在门诊见得太多了。在备孕门诊，欣欣然配合医生做检查的夫妻，基本都是已经形成攻守同盟，坚定想再生一个的；别别扭扭不配合的夫妻，多半就是没有商量好的。这个时候，我往往会劝他们再考虑考虑，毕竟生一个孩子是大部分家庭的选择，大多数人都不会拒绝，但是生两个、生三个孩子是锦上添花还是画蛇添足，就见仁见智了。

夫妻双方需要就将来二胎出生后的家庭支出、住房分配、时间成本、精力投入等诸多问题达成共识，并为此做出一定的妥协退让，才能达到家庭的高度和谐。细节问题想清楚了、理顺了，将来出现问题，夫妻才能携手面对，通力合作，共同解决，而不是互相地指责埋怨，才不违背最初再生一个娃的美好愿望。

其次，**要夫妻双方和老人们达成意见统一**。为什么这一点要拿出来重点强调一下呢？就是因为毕竟现在备孕二胎三胎的主力是 80 后、90 后这两代人，作为当今社会工作的中流砥柱，家庭的顶梁柱，大家面临的都是上有老、下有小的日子，尤其在北上广这样的一线城市，有时候不得不认怂，特别是在带孩子、抚育下一代的问题上，很多时候需要老人的帮衬，毕竟不是谁都请得起保姆，就算请得起，也很难百分百地解决问题。

所以，如果自己没有充裕的时间精力独立带娃，在备孕之前，一定要跟公公婆婆、岳父岳母认真谈一次。在自己的父母面前，你永远是个孩子，该妥协就要妥协、该示弱就要示弱，毕竟没有父母愿意看着自己的孩子为难。如果自己的经济条件好点，可以请个保姆，帮助老人分担点家务；自己的工作之余，也要尽量给老人留出充分的时间休息，享受一下自己的生活。切记老人是心疼自己的孩子，过来帮衬的，而不是免费的保姆，不能事事都扔给老人。这一点我有一个朋友做得就很好，夫妻都是独生子女，双方四位老人，为了帮衬他们一家四口，每个季度双方老人会轮岗一次。这样老人们既能在帮衬儿女的同时享受天伦之乐，也能间断地回到自己的生活中，享受自己和老朋友们的幸福时光，大家不妨借鉴一下。

其实对于每一个有二胎三胎生育计划的家庭，出发点当然不同，但是大家有一个共同的目标，就是希望把自己的日子过得更好。**良好的沟通才能有一个和谐的家庭环境，毕竟稳定才是美好生活的坚实基础**。所以，在计划即将实施之前，大家一定要彻底想清楚了，把关系理顺了，再付诸实践。

✖ 高龄再孕，如何对大宝进行科普？

你们有没有经历过孩子变成"十万个为什么"的阶段？

我的儿子小李先生今年9岁，读小学四年级了。作为一位医生妈妈，对于他最早的科普教育自然是关于人体的奥秘。他接触到的第一个绘本就是《人体》立体书，很小的时候就知道了人体有206块骨骼，大致能够区分什么是血液循环系统、呼吸系统和消化系统……

在他上三年级之前，我们每天的聊天内容几乎都是他的各种各样稀奇古怪的问题，大到生活哲理，比如"妈妈，世界外面会有平行世界吗？""妈妈，世界上先有蛋，还是先有鸡？""妈妈，人死后的世界是什么样的？"……小到生理卫生，比如"妈妈，为什么男生都是站着撒尿的？""妈妈，为什么我每次照镜子的时候，眼睛都是不动的？"……对于生命的延续，他也充满了好奇，他曾经问过我，"妈妈，我为什么不是爸爸生的？""妈妈，我很喜欢姐姐，你能给我也生个姐姐吗？"再就是几乎每个孩子都会问的一个问题，"妈妈，我是从哪里来的？"

好奇是每个孩子的天性。对于家里即将出现的新的家庭成员，大宝自然也充满了好奇，尤其是三岁以上的孩子，渐渐开始了独立思考，因此一定要做好大宝的心理建设和生理知识储备。

一方面，大宝可能会问："爸爸妈妈为什么要再生一个孩子？如果我不是你们唯一的孩子了，那你们还会再爱我吗？"

对此，父母不妨从实际情况出发进行回答。如果父母是独生子女，可以告诉大宝，自己小时候就很希望有兄弟姐妹的陪伴；如果父母不是独生子女，可以告诉大宝，自己现在很庆幸身边能有一个手足相伴；有了兄弟姐妹，能够在小时候相伴玩耍，成人以后相互扶持，在这个世界上，除了父母，还有一位至亲至爱的家人陪伴，在人生中，是一笔宝贵的财富。二宝的出现不会分走父母的爱，反倒是将来可以得到来自父母、手足双倍的爱。这份来自手足的爱，陪伴你的时间会比父母的爱更长更久……

而另一方面，大宝可能会问："我们是怎么来到这个世界的？"

小李先生4岁时，为了回答他的这个问题，我特意给他读了一个绘本，叫作《小威向前冲》。这是一本很好的儿童性启蒙的绘本，大致的内容就是一大群小伙伴住在布朗先生的身体里，其中有一个叫小威的小伙子是一个游泳健将，他们即将参加一次游泳比赛，获胜的冠军将会赢得布朗太太身体里住着的美丽的卵子小姐的青睐。某一天，当布朗先生和布朗太太亲密接触后，游泳比赛的哨声就吹响了。游泳健将小威一骑绝尘，赢得了比赛，成功地和美丽的卵子小姐结合到了一起，形成了一个叫受精卵的小生命。他就像一颗小种子，在布朗太太肚子里面的小房子里茁壮成长，变成了一个小宝宝，然后从布朗太太身体里的一个秘密通道奋力钻了出来，来到了这个美丽的世界上。

通过讲故事、读绘本、看动画片等孩子喜闻乐见的方式告诉你的孩子，即将来到这个世界上的弟弟或者妹妹，会是陪着你走过一生的亲人，你们的相守、陪伴会比跟父母一起走过的路还要漫长。这一路上，你们都要相亲相爱、互相照顾、不离不弃。相信你们的孩子一定会满怀着浓浓的爱意，期待弟弟妹妹的到来！

✕ 备孕还能继续养小宠物吗？

备孕的全家总动员，还不能忘了一个很重要的家庭成员，就是我们的"毛孩子"！很多备孕的夫妻都会问医生这个问题，"备孕、怀孕，我还能继续养宠物吗？"其实这个问题，见仁见智，就连很多医生的观点也是不一致的。

我的观点是，**备孕时可以养宠物，但是前提是它已经跟了你一段时间了，已经是彼此熟悉的家人了，跟你的孩子相处融洽，并且性格良好，没有攻击行为；而且，一定不要为了备孕二胎三胎，强行把宠物送走。但是，如果之前没有养过宠物，那么在备孕和怀孕的关键时期，就不要临时再搞来一只养着玩了，因为相处不当，的确是有安全隐患的。**

为什么这样说呢？因为我发现小动物，尤其是毛茸茸的小猫、小狗，真的能激发孩子的责任心、保护欲和参与家务劳动的积极性。在我的儿子小李先生5岁的时候，我曾经为他养过一只小狗，取名叫小八。它是一只长着黑白花色的波士顿梗犬，有的时候牵出去时会被人问"这到底是一只小奶牛还是一

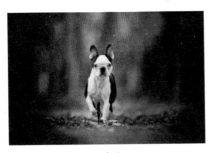

▲ 小八

高龄孕产也轻松——从初产到三胎

只小狗呀？"但是，可能也是因为那个时候小李先生太小，在照顾小八的责任分配上，我没能做到正面引导、明确分工，以至于遛狗、铲屎的任务都落到了我和他爸爸的身上。除了陪狗狗玩以外，几乎所有的照顾责任与义务都与他无关。明明是为了他才养的小八，但是他常常置身事外。小八在我家生活了2年，后来因为"撒手没"的个性，一次出去玩耍就走失了，再也没有找回来。因为小八的走失，我们全家情绪低落了好久，尤其是小李先生很自责，认为是自己没有照顾好小八。看得出，这件事给他幼小的心灵真的带来了不小的震动。

上学期的期末考试前，小李先生突然跟我说，想养一只猫，并且写下了一篇稚嫩的承诺书，保证自己一定能对小猫负责，照顾好它，并且还就自己的学习、家务等诸多方面做出了承诺。于是，考试结束后，我们家就有了一对"小葵花组合"：一只萌萌的美短矮脚，取名叫小葵；一只英短蓝猫，取名叫小花。自从家里多出来这两只小猫，小李先生的责任心真的有了明显提升，每天早起第一件事就是给小葵花加水、喂猫粮，放学回家第一件事就是铲猫砂。除了每两周给小葵花洗一次澡需要我们帮忙，其余真的不用我们操心劳神，小葵花也明

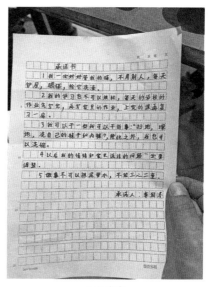

▲承诺书

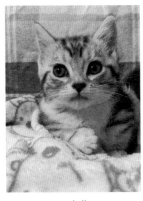
▲小葵

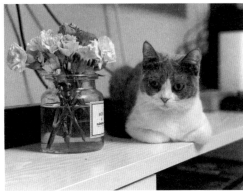
▲小花

显跟小李先生更亲昵一些，无论学习、运动、睡觉，它们都会陪在他身边。

所以试想一下，如果你的大宝能对身边的小猫、小狗表现出无微不至的关爱，那么将来弟弟妹妹出生，是不是他们也能表现得更加体贴入微了呢？而且，一定不要因为备孕，强行将孩子喜欢的宠物送走，这样他们幼小的心灵可能会受到伤害，也有可能在弟弟妹妹们还没有出生之前，就产生了潜在的敌意。

不过，上面说的都是理论，在实际生活和备孕、怀孕的过程中，还是要以安全为第一前提的。

首先，对自己的小宠物，一定要重视预防接种。比如，小狗在出生 50 天之后就需要接种六联疫苗，每隔 20 天接种一次，共计 3 针，以后每年可以加强一次；小猫在出生 2 个月以后，可以接种猫三联疫苗，2～3 周一次，共计 2 针，以后可以每年加强一次。这类疫苗可以有效预防宠物犬瘟热、细小病毒感染、猫瘟

高龄孕产也轻松——从初产到三胎

病等诸多问题。同时，由于犬瘟热、细小等病毒能够通过亲密接触、闻嗅、打闹等途径传播，所以，有备孕需求时，在日常生活中，要避免与宠物有过于亲密的接触。

另外就是重视狂犬疫苗的接种。一方面要按时给宠物进行接种，一般小猫、小狗在 3 月龄后就能接种狂犬疫苗。另外，因为狂犬疫苗的免疫维持时间有限，所以以后每年都要加强接种一次。

在你与宠物接触的过程中，难免可能会发生抓伤、咬伤，如果宠物按时接种了狂犬疫苗，那么人感染的风险就会大大降低，而一旦受伤，一定要及时用流动水加肥皂水充分清理伤口，然后用碘伏或酒精消毒，并及时去医院就诊，接种狂犬疫苗。千万记住，狂犬疫苗的接种是没有禁忌证的，不管你是在备孕时期还是怀孕时期，只要损伤达到了 II 级暴露，即未出血的皮肤咬伤、抓伤，就需要及时接种。损伤达到 III 级暴露，即一处或多处被抓伤出血，那么，不但要接种疫苗，还需要及时注射抗狂犬病血清，避免发生严重后果。

最后，就是大家谈之色变的弓形虫，一定要重视预防和检查。孕妇发生弓形虫的急性期感染后，弓形虫可以通过胎盘进入胎儿体内，导致流产、早产、胎死宫内等严重后果，即便宝宝出生，可能也会有智力或者视力方面的问题。

所以，有宠物的你可以在备孕时采血做一个 TORCH 检查，看一下自己现在是否有弓形虫、巨细胞病毒、单纯疱疹病毒、风疹病毒的急性期感染，如果有，暂停备孕，积极治疗即可。如果检查未见异常，那么在积极备孕的同时，与宠物接触的生活细节方面就要注意一下。

还要注意，猫是弓形虫的终末宿主，猫的粪便容易携带弓形虫，所以在跟猫接触后，尤其是清理猫砂后一定要及时认真洗手；另外，弓形虫主要是通过消化道传播的，如果食用了被弓形虫污染的食物或者喝了被弓形虫污染的饮品，是有可能感染的。这就要求备孕中的您，日常饮食尽量避免生食，蔬菜水果一定要仔细认真清洗，避免弓形虫感染。

做好上述的预防措施，就可以大大降低弓形虫的患病风险，所以对于弓形虫，大家要科学应对。

要点 ▶▶

- 备孕期在做好个人防护的前提下，可以继续养宠物；
- 重视宠物的预防接种；
- 如果一旦被宠物抓伤或咬伤，一定要及时清理伤口，接种狂犬疫苗；
- 与猫接触后，要及时洗手；
- 注意饮食卫生，避免生食。

✖ 再次备孕的时机与禁忌

再次备孕的时机，没有绝对的好与不好，还是要从自身的实际情况出发。

要考虑一下你的家庭是否做好了迎接新生命的准备？你的身体条件是否允许再次备孕？

高龄孕产也轻松——从初产到三胎

我们首先聊聊，如果再生一个娃，跟上一个孩子的年龄差距几岁合适？

如果您的二宝是"意外惊喜"，只要想留下他，那几岁的年龄差距都得接着；但是如果想积极准备，精心策划，那么这个年龄差距就能更可控一些。

我个人认为2～3岁的年龄差距是比较合适的。当然，这仅代表自己的个人观点，每个家庭、个体面临的情况都不一样，所以年龄差距接受度可能也不尽相同。

我认为的这个合适的年龄差距，其实也跟我的人生经历有关系。我有一个大我两岁的姐姐。在我的童年记忆中，似乎我就是一直追着姐姐的一条"小尾巴"，我们俩从小学到研究生都在同一个城市，毕业后又前后脚都来了北京。印象中，读书的日子里，似乎爸妈只负责我们的饮食起居，其余都是姐姐在管着我，包括督促我好好学习，不许男同学送我回家……工作后面对工作的压力、生活的狗血，受委屈时最先想到的也是找姐姐倾诉。所以这种年龄的差距会让我有一种天然的亲近感。

从专业的角度看，面对前次怀孕的不同情况，再次备孕在时间间隔上还是有一定要求的。当然，一般这个要求指的是间隔时间的下限，而非上限。

如果你的上一个孩子是顺产的，那么其实只要在你体力、精力、财力（以下简称"三力"）都允许的情况下，最短半年就可以考虑再次怀孕。起码，如果你不小心意外怀孕了，那么距上次分娩超过半年以上的时间间隔，就可以考虑继续妊娠。但是，上

013

备孕篇

述"三力"如果都不给力，或者至少有一条不给力，你都要慎重考虑一下，给自己一个恢复休养的时间，至少一年以后再考虑再次怀孕的问题。

如果你的上一个孩子是剖宫产的，那么这里除了要考虑上述的"三力"因素外，最重要的是要充分考虑上次剖宫产后，留在子宫上的瘢痕恢复情况。这条剖宫产的瘢痕修复是需要一定时间的，一般手术后 10 ～ 14 天，伤口基本就可以完成表面愈合，如果没有合并感染、脂肪液化等问题，就基本不用担心伤口会裂开了；但是，皮肤下面还有脂肪、筋膜、肌肉等诸多组织，这些组织的修复需要几个月的时间；最重要的是子宫肌层的修复，大致需要一年的时间完成。所以，为了安全起见，如果大宝是剖宫产，至少间隔一年半的时间再考虑备孕比较好。

不过，这个时间也不是越长越安全，因为随着时间的推移，瘢痕的质地会变脆，子宫出现弹性下降。距离第一次剖宫产的时间超过 6 年以上，再次怀孕的，子宫的瘢痕出问题的概率也会明显增加。所以，如果有再次生育的计划，医生推荐的最佳间隔时间是 1.5 ～ 2 年。

还有人会问，最多能做几次剖宫产？三次？甚至四次可以吗？关于这个问题没有严格的规定。因为受到手术技术、瘢痕修复情况等诸多因素的影响，所以个体差异很大。可以肯定的是，剖宫产次数越多，面临的瘢痕妊娠、胎盘植入、子宫破裂、产后出血等产科问题的风险也就越大。所以，一般剖宫产的次数以不超过 3 次为宜。

如果在备孕过程中不顺利，出现了自然流产或者胚胎停育，抑或是因为某种原因选择了人工流产终止妊娠，那就需要看人流

或者清宫手术后子宫内膜恢复的情况。

这类手术一般都是宫腔负压吸引手术。由于负压以及宫腔操作，势必会对子宫内膜造成损伤，甚至有继发子宫内膜炎症的风险，所以要给子宫内膜一个喘息、修复的时间。**一般建议术后恢复三次正常月经，月经能正常来、正常走，且持续的时间、月经量跟此前的月经相比大致没有差别，就可以继续开始备孕了。**

要点 ▶▶

● 如果大宝是顺产，从身体、精力恢复的角度考虑，建议至少一年后可以考虑再次备孕（最快也应半年以后）；但是如果意外怀孕，与上次分娩间隔半年以上亦可考虑继续妊娠；

● 如果大宝是剖宫产，推荐此后1.5～2年可以考虑再次备孕；

● 如果经历过人工流产或者清宫手术，推荐至少恢复3次正常月经再考虑再次备孕。

第二章

我的身体还行吗?

🐝 备孕二胎三胎需要重点关注什么?

而关于再次生育的备孕,往往有一部分人会陷入下面三个极端境地:

> 想法一:二胎三胎当猪养。上次孕期一帆风顺,再生一个也是"小菜一碟"。
>
> 想法二:失败太多次了,我是不是该忍痛放弃?
>
> 想法三:"万无一失"是铁律! 准备,准备,再准备!

在这三种想法的影响下,有人遭遇了人生第一次孕产"滑铁卢",备受打击;有人在一次又一次的失望中悲叹"曾经沧海难为水",变得越来越焦躁;还有人则是无论怎么做准备都觉得没准备好,一直在备战,永远不行动。

我还见过很极端的案例——某天，她突然发现自己意外怀孕了，但是仔细想想，发现自己还没有认真备孕呢。没有认真备孕，就意味着自己的孩子可能会有问题。于是怎么也过不了心里那道坎儿，一定要选择终止妊娠。都过了 20 周，就因为这个原因，竟然不顾医生的劝说、家人的反对，执意引产了健康的宝宝，让人无比痛心。

其实，以上这些想法都大可不必。

在有了备孕计划后，一定要"战略上藐视，战术上重视"。

所谓"战略上藐视"，就是要放松自己的情绪，轻装上阵，不管是育龄期还是高龄人群，也不管上一个孩子的怀孕、分娩是难是易，都不要过度肯定或者否定自己。应该积极调整心态，本着从零开始、使命必达的信心，实施自己的备孕计划。

所谓"战术上重视"，是要重视生活方式的调整。生活细节中要注意避免接触不良因素；适当进行身体检查，了解夫妻双方的身体状况，万一出现问题需要及时调整。在后面的内容中，我将逐项带着大家剖析"战术"层面的细节。

✖ 再战二胎三胎，妈妈的身心会有什么变化？

最明显的变化，就是精力下降。作为一个上夜班是"家常便饭"的医生，我有一个亲身感受，就是随着年龄的增长，下了夜班之后的状态明显在下降。

记得读研那会儿，二十岁刚出头的我，白天跟着带教老师上手术，晚上上夜班、看急诊、写病历，第二天继续上手术，连续工作36个小时都不觉得很累，睡一觉就能满血复活，精力无限，每天都跟打了鸡血一样斗志昂扬；后来工作了也还好，医院还是比较人性化的，如果晚上值夜班，在没有急诊手术的情况下，下午能睡两三个小时，4点半以后接夜班，下了夜班如果没什么事就睡一会儿，如果有工作要继续忙，或者约姐妹去逛逛街休闲一下也基本没有障碍。

但是，过了35岁，我突然发现情况出现了急转直下的变化。夜班如果急诊或者分娩的产妇多，基本上我第二天都会是在"仰卧起坐"中度过；下了夜班感觉得"爬"回家，睡一天都缓不过来。这是随着年龄增长，体力、精力下降给我带来的最直接的体验。还有我们的美小护们，刚开始上班的时候，那小脸儿，跟红富士似的，没几年夜班下来，就变成黄元帅了，再过几年，就成了青苹果了。

对于再战二胎三胎的你来说，其实跟我们医生值夜班差不了太多，如果运气好，有给力的队友、老人帮忙，或者经济条件好，有保姆或者月嫂帮忙，情况还好；如果外界条件不给力，那真的只有苦了自己了。不过夜里喂完奶之后，摸着宝宝柔软的小身体，闻着淡淡的奶香，也会觉得自己的所有付出都是值得的。

为了弥补体力和精力的下降，保证良好的情绪和状态，一定要重视睡眠的调整。 由于生完宝宝之后，你的睡眠碎片化了，所以一定要趁宝宝睡着后努力给自己补觉，只有睡足了，才能有充沛的精力和愉悦的心情；这也是保证乳汁分泌的基础。千万别觉得宝宝睡着了，时间宝贵，玩会儿手机、刷会儿剧。偶尔可以，但是要控制时间，不然长时间抱着手机也会造成劳累、眼睛疲劳甚至视力下降。这就得不偿失了。

其次是恢复能力差。随着年龄增长，变差的不止是精力、体力，还有机体的恢复能力。当然，这里肯定还是有个体差异的，不能一概而论。从外表来看，的确有生完两三个孩子后身形还跟少女时期无异的辣妈，但这种理想状态毕竟只是少数。怀孕生孩子对女性的生理影响还是很大的，比如皮肤的状态、紧致程度；子宫增大后对于颈肩、腰背造成的压力和负担以及对于盆底肌群功能的影响；高龄孕妇患内科合并症，如糖尿病、高血压的风险增加；等等问题。也许生大宝时，这些生理变化都不是事儿，经过几个月的休养，很快就能恢复了，但是随着年龄增长，机体自我修复能力变差，可能再次生产后就没那么容易恢复到孕前状态了，尤其是自然分娩过程中对于盆底功能的损伤。这种损伤一定是生一次，重一次。也许生大宝的时候并没有漏尿、下坠感，但是生完二宝后就有可能出现了，因此你可能就需要更多的努力、锻炼才能大致恢复到接近孕前的状态。如果是二次剖宫产，生大宝时，初次剖宫产后组织的愈合能力还是很强的，伤口长得也漂亮，但是到了二次剖宫产，需要剔除原来的陈旧瘢痕，相当于在原有瘢痕基础上进行二次愈合，可能就没有上次的伤口愈合得那么漂亮了。

还有**育儿观念的转变。**大家一定听说过这句话，"一胎照书养，二胎照猪养"。虽然只是一句玩笑话，但无疑是很多二胎家庭的真实写照。

生大宝的时候没有经验，初为人母也有无尽的幸福喜悦，自然不管从知识储备还是物质储备上都争取做到尽善尽美。但是经历了怀孕分娩的过程，大家可能会发现，有些情况跟书上写的也不尽相同。一些物质储备成了鸡肋，到了二宝、三宝的时候，对很多事情的判断就源于经验了。而且二宝、三宝出生以后，物资储备很多时候是大宝的"历史遗留"。对于这点我深有感触，我本人就是爸妈的二胎，之前提过我有一个姐姐。毫不夸张地说，在上初中之前，我好像就没穿过几件新衣服，几乎都是捡我姐穿剩的。看，这种育儿观念的转变基本是会代代相传的。

生活状态的改变。现在很多女性迫于职场的压力，在生完二胎后可能会选择脱离职场，变成一位全职妈妈。能够为了孩子放弃自己的工作，这是女性做出的巨大牺牲。也许在职场处理工作得心应手，但是完全回归家庭后，却发现生活的一地鸡毛却不那么驾轻就熟了。也许有人的确愿意为了家庭、孩子牺牲曾经属于自己的光荣与梦想，因此看着眼前的孩子，也觉得未来充满了希望；但是也有人是不甘心的，只是迫于目前的家庭情况，不得不选择放弃事业，这种心理状态可能就会滋生出一些负面的情绪。而且，家里又多出一口人，衣食住行的各个方面又多了一份压力，这些种种变化都可能使你的生活状态发生巨大的改变。生大宝的时候，可能压力没有这么大，精力也充沛，生完后还能积极捍卫一下自己的外貌、身材，在社交平台上记录一下宝宝的变化，生活中的小美好；但是生完二宝、三宝，可能一切都变了，更多时候是需要压缩属于自己的空间和时间来应付生活中的琐事。这种变化是大家都不愿意看到的，所以，如何积极地调整心态，适应和接受目前的生活变化，是大家在产后的重要课题。

❦ 不同体质的人备孕期间如何调整生活方式？

什么是生活方式？其实就是我们日常的衣食住行、劳动工作以及闲暇时间的利用。每个人都有不同的生活方式，在备孕期间调整生活方式的侧重点自然也就不同。

大多数人，都属于生大宝时一切顺利，目前身体也无大碍的普通备孕人群。重点就是健康的身体状况、合理膳食、均衡营养、禁烟酒。

第一，要将体重调整到适宜的水平。

大家可以拿出计算器计算一下目前自己的体重指数（BMI），即体重（千克）/身高（米）^{2}。比如我的体重是 60 千克，身高 1.7 米，那么我的 BMI 就是 $60/1.7^2$=19.03。对于备孕人群来说，需要尽量通过饮食以及运动的调整，将体重指数控制在 18.5 ～ 23.9。低体重或者肥胖都有可能会因为体重指数的异常导致激素水平异常，从而出现排卵功能障碍，影响受孕。而且这两类人群也是不良妊娠结局的高危人群。

	体重指数（BMI）
低 体 重	<18.5
正常体重	18.5 ～ 23.9
超 重	24 ～ 27.9
肥 胖	≥ 28

对于现在这个"以瘦为美"的时代，减肥几乎成了女人一生的目标。对于备孕时期低体重的人群，要增加鱼、虾、肉、蛋、

奶这类优质蛋白以及米面等碳水化合物的摄入，适当增加自己的体重。不过，增重不意味着油炸、高糖、高脂饮食的无节制摄入，这点大家不要混淆概念。

而对于肥胖人群，"管住嘴、迈开腿"的原则是必需的，应控制高油、高脂、高糖、高碳水饮食，适当增加新鲜蔬菜、粗粮，控制主食量。适当运动对于控制体重的作用是毋庸置疑的，而且运动要达到一定的强度和持续时间才能达到减重的目的。要求一周四天以上，都要坚持20～30分钟的有氧运动，如果运动能力强，可以适当延长运动时间；运动强度，要达到通过年龄预测的最大心率，也就是用220-年龄，得到的数值就是你在运动中要达到的最大心率；最好能通过伯格自觉吃力度量表来评估一下运动时的疲劳程度，建议维持在13～14分，有些吃力的程度，才能达到有效健身、控制体重的目的。

这里要强调一点，任何事情物极必反，体重控制一定要适度适量，不能通过

Borg 主观疲劳指数分级（RPE）量表

6	毫不费力
7	非常轻松
8	
9	很轻松
10	尚且轻松
11	
12	
13	有些吃力
14	
15	吃力（沉重）
16	
17	很吃力
18	
19	非常吃力
20	竭尽全力

高龄孕产也轻松——从初产到三胎

节食以及疯狂运动使得短时间内体重骤降，因为体重下降太快可能会影响到性腺调节的最高指挥官——下丘脑的功能，从而导致排卵功能障碍、月经失调甚至闭经。这样就得不偿失了。

第二，合理膳食，增加营养。

随着社会进步、生活水平的提高，现在大家普遍的营养状况都不差，但是备孕时期毕竟有它的特殊性，需要增加必要营养素的补充。

第三，禁烟酒。

因为夫妻一方或双方经常吸烟或饮酒，可能会影响精子或卵子的发育，造成精子畸形率增加或者卵子质量下降，且吸烟时间越长，畸形精子越多，同时，也会影响受精卵在子宫的顺利着床和胚胎发育，甚至导致流产。所以，对于有备孕计划的夫妻要尽量远离烟酒。

还有几点需要强调的是，在备孕期间要合理用药，比如感冒、胃肠炎、过敏、皮疹、口腔疾病这些常见的不适如果出现，最好不要自行用药，而是需要医生评估，选择孕期能用且不会对胚胎造成潜在影响甚至致畸的药物，如果疾病严重，用药也需要遵循利大于弊的原则，尽量做到单一用药以及选择最低有效剂量。

避免高强度的工作，每天保证至少 7 个小时的睡眠时间，避免长时间熬夜；保持心理健康，减轻精神压力。如果长期处于紧张、焦虑、失眠的状态，要及时求助医生，进行心理疏导或进行适当的药物干预，积极预防孕期以及产后心理问题的发生。

还要注意在工作或者生活中，避免长期处于高温、高噪声、甲醛污染等环境。

上述这些生活方式的调整，建议在试孕之前，提前 3 ～ 6 个月就要开始。相信通过上述努力，夫妻双方一定能以最佳的身体状态迎接生命的到来！

要点 ▶▶

● 提前 3 ～ 6 个月，夫妻双方积极进行生活方式调整；
● 适当健身，合理控制体重；
● 增加必要营养素的补充；
● 远离烟酒。

✿ 备孕期间如何补充必须的营养，免缴智商税？

备孕时期作为人生当中关键的时期，夫妻双方常见的想法就是要把身体调整到最佳的状态。那么，除了上述生活细节需要注意外，还要注意的就是必要营养素的补充了。这些准备最好能提早 3 ～ 6 个月进行，以提高营养素储备。当然，不是说我们没有提早准备，意外怀孕了，孩子就会不健康，毕竟在今天，只要您不是明显挑食、偏食、厌食，基本的营养状态都不会太差。做这些努力，是为了贯彻优中选优的优生优育理念。接下来，我们重点介绍营养素补充的关键点：

增加富铁饮食，增加体内的铁储备。

如果在备孕或者怀孕时，女性出现铁储备不足甚至缺铁性贫血，可能会导致早产、胎儿生长受限、低出生体重儿等问题。所谓富铁饮食，常见的就是日常能接触到的动物内脏，比如猪肝、鸡肝或者血制品，还有猪血、鸭血，以及红肉，比如牛羊肉、瘦猪肉等动物源性的富铁食物，人体吸收起来比较容易，每周可以有 2 ～ 3 次摄入。同时，也需要适当增加柠檬、橙子、猕猴桃等富含维生素 C 的水果摄入，促进铁吸收。

增加富碘饮食的摄入。

碘是合成甲状腺素不可或缺的微量元素，可以避免因为碘缺乏而影响胎儿的体格和智力的发育。所以推荐大家选用碘盐，并且每周增加一次海产品，比如鱼虾贝类、海带、紫菜等食物。

至少提前 3 个月补充叶酸。

妊娠的最初 4 周是胎儿神经管分化和形成的关键时期，此时，体内充足的叶酸储备可降低胎儿神经管畸形，如脊柱裂、无脑，以及多种器官畸形的发病危险。可选择每天增加 400 微克叶酸补充剂，以及富含叶酸的食物，如绿叶蔬菜、豆类等。对于有过神经管畸形儿生育史或者明确有叶酸缺乏、代谢障碍的女性，需要在医生指导下增加叶酸补充剂的摄入。

以上讲到的是备孕时营养素补充的关键点。那么哪些商家噱头、宣传是属于智商税呢？我们也可以一起盘点一下。

所谓的"卵巢按摩，改善卵巢功能"。

这个卖点相信爱美的你在很多美容院都见过吧？我的颈椎、腰背功能都不太好，从考研那年开始，就有胸椎的棘上韧带炎，经常会因为工作太忙而腰酸背痛，所以闲暇时我就会出去按摩一下。我曾经不止一次被按摩师推荐，说要我做一下卵巢按摩，保养一下卵巢。我只一句话——"我是妇产科大夫"，就能让她们滔滔不绝的推荐就此打住。

近年来，关于改善卵巢储备功能是很多生殖医生亟须攻克的难点，中医治疗对此也有不断深入的研究，比如针灸、局部的穴位刺激配合药物治疗等手段，其有效性取得了一定的循证医学的支持，认为可以一定程度上增加卵巢血供、改善卵巢功能，但是这种操作对于医生的治疗方式、资质都有很高的要求，很多操作也还处于研究层面。而且，由于卵巢体积小、位置深，绝不是简单的在按摩院花大价钱买来的所谓卵巢按摩、保养套餐就能达到改善卵巢功能目的的。

"多喝豆浆有利于受孕？"

豆浆营养丰富，口感香醇，几乎是我们家早餐餐桌上的必备品。但是，很多人坚信，大豆能够提高雌激素水平，促进排卵。这点我就不太能理解了。大豆中是含有植物雌激素——大豆异黄酮，但是，这跟女性体内的雌激素有本质上的区别，在女性体内，并不能真正起到促排卵的作用，而且含量甚微，难道我们要成桶地喝豆浆吗？不过我真的见过有的姑娘，因为坚信豆浆的积极作用，每天坚持大量饮用豆浆，肚子胀得像皮球一样。这里告诉大家一点，豆浆营养丰富，满足餐桌所需即可，无须大量饮用。

复合维生素必须吃上？

这点时常困扰着大家。经常有人拿着四五种复合维生素的单子，问我选哪个好。其实，在备孕阶段，只要夫妻双方身体健康、营养均衡、没有生育过神经管畸形的孩子、没有不良的孕产史或者家族史，那么单从叶酸的补充来看，没有必要选择复合维生素，其实每天一片叶酸片，提供 400 微克的叶酸储备就够了，并不一定非要选择叶酸含量高的复合维生素；除非，你是没有经过备孕，意外怀孕，或者曾经生育过神经管畸形的孩子，那就另当别论了。而且，国家为了鼓励优生优育，叶酸片在社区服务中心是免费发放的。

❦ 再次怀孕前必须要体检吗？

备孕二胎三胎的夫妻，往往会自信满满地认为，我都生过孩子了，身体一定不会出问题，备孕体检有点鸡肋了。其实不然。

现在随着国家生育政策的调整，很多备孕的夫妻已经逐步步入了高龄的行列，而年龄增长，现代生活的紧张，工作中的巨大压力，很可能会使你的身体机能日渐衰退。所以，备孕检查还是很有必要的。那么，备孕体检，需要重点关注哪些点呢？

具体来说，**一个健康体检，首先是一般的身体检查**，如身高、体重、血压、心率，甲状腺触诊、心肺听诊、肝脾触诊、四肢脊柱检查等，内科、外科、骨科检查，耳鼻喉、口腔、眼科检查。

还要重点关注一下口腔的检查，如果存在口腔问题，如反复发作的智齿冠周炎、牙周炎、龋齿等问题，都需要在孕前及时治疗，避免在孕期反复发作。一旦孕期因为口腔问题，需要检查和治疗，无形中就会增加接触 X 线及药物的风险；同时，牙周炎症问题如果反复发作，细菌可能进入血液，经过胎盘，增加孕期流产、早产的风险。

接下来是一系列需要采血化验的实验室检查，主要包括**血常规、尿常规；感染性化验如乙丙肝、梅毒、HIV；肝功、肾**

功、血糖、血脂等生化项目；**甲状腺功能、性激素**等内分泌检查。**还要尤其重视优生四项的检查。**优生四项可以评估是否有风疹病毒、巨细胞病毒、单纯疱疹病毒、弓形虫的急性期感染，如果提示有病原体的急性期感染，是需要暂缓备孕，积极治疗的，否则，如果在病原体的急性感染期间怀孕，则可能有胎儿致畸的风险。

生活在地中海贫血高发地区的，如广东、广西、海南、湖南、湖北、四川、重庆等地区，还需要进行**地中海贫血的筛查**。

另外，最好做一下辅助检查项目，如**心电图、妇科超声、腹部超声**，可以帮助了解心脏、肝胆胰脾、子宫双附件是否存在基础病变。通过妇科专科检查，如阴道微生态环境检查、宫颈癌筛查即 TCT 检查，了解是否存在阴道炎或者宫颈病变，如果有，亦需积极治疗，恢复好了再开始备孕。

男性的检查项目，需要重点强调精液常规的检查。此项检查主要是了解一下精子的活力和畸形率，不过要注意，计划精液检查之前，要提前 2 ～ 7 天或同房，或自行手淫排精一次，以保证精液检查结果的准确性。

还要强调一点，**如果你的上一个孩子是剖宫产出生，这次备孕时还要重点评估原来剖宫产瘢痕的情况。**需要做个超声检查，评估瘢痕的连续性及厚度，注意有无瘢痕憩室。如果的确存在，可视子宫肌层的厚度，酌情选择宫腔镜、腹腔镜或者阴式手术进行憩室修补，避免因瘢痕问题增加再次怀孕时发生子宫破裂的风险。

🦟 男士如何"封山育林"？

平时在门诊中接触到有备孕计划的夫妻，经常能遇见这种情况：来检查时，先生还很意气风发的，结果过几天，等检查报告出来后就判若两人，完全没有了前几天"指点江山"的风采。

不过理论上说，大部分人的问题都不像自己想象得那么严重。

打个比方吧，**如果一个完全正常的报告是 100 分，男方的精液报告要是能打 70 分，基本都是不会影响女性受孕的。**而且，只要是精液里面能够找到活的"小蝌蚪"，即便再少，医生也不会轻易说这位男性患者完全不能生育，除非真的是无精症，可以诊断为男性不育，除此以外，医生都会鼓励夫妻双方试孕的。

由于男性精液的波动性很大，不能单凭一张化验单就下结论说一定有问题。

如果一次精液常规有问题，建议在 2 ～ 3 周后复查一次，如果经过复查仍然存在问题，可以请医生用药。一般精子的生发周期是 70 ～ 74 天，也就是说，男士可以接受 3 ～ 6 个月的药物治疗，然后再进行精液常规的复查，并且在此过程中可以边治疗边试孕。如果经过复查，只是轻度的异常，那么可以继续试孕，但是，如果是重度少精、弱精，那么是可以进行辅助生育技术干预的。具体精液常规标准值的判断如下图。

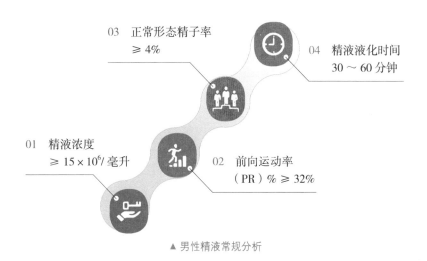

03 正常形态精子率
≥ 4%

04 精液液化时间
30 ～ 60 分钟

01 精液浓度
≥ 15×10^6/毫升

02 前向运动率
（PR）% ≥ 32%

▲ 男性精液常规分析

这也体现出了"封山育林"的重要意义。男士在此期间要注意规律饮食、起居，适当运动健身，尽量减少电子产品的接触，戒烟禁酒，不要穿着过于紧身的裤子，不要蒸桑拿、泡高温温泉、洗过热的热水澡。

还有，在男士备孕咨询中，经常有人会问，男士是否需要服用男版叶酸或男版的复合维生素。

我国的男士备孕指导从来没有规定男士必须服用叶酸，但是，从营养医学的角度讲，男版的复合维生素中含有的成分，比

高龄孕产也轻松——从初产到三胎

1	需要进行 2 ～ 3 次精液检查，以获得基线数据；低于参考值下限并非绝对不孕
2	轻中度少精子症：精液浓度（5 ～ 15 × 10^6）毫升
3	严重少精子症：精液浓度（1 ～ 5 × 10^6）毫升
4	极严重少精子症：精液浓度 <（1 × 10^6）毫升
5	畸精症：正常形态精子 < 4%

▲ 男性精液参数的异常

如叶酸、硒、大蒜油、茄红素、锌等成分，对于改善精子质量，增强男性性功能都有很好的作用。所以，男士是可以规律服用的，尤其对于精液常规有轻度异常者，还是有一定的改善作用。

第三章

高龄备孕有什么不一样

🦟 如何界定高龄人群？

现代社会，女性的独立意识越来越强，夜以继日的奋斗似乎成了职场女性工作和生活的主旋律。这种顽强的拼搏精神固然值得敬仰，但是，大家往往忽略了一个很重要的现状，就是女性的生育年龄出现了明显的后推。同时，随着国家生育政策的调整，二胎、三胎政策的逐渐开放，越来越多的高龄人群加入了备孕的行列。

如此问题就来了，怎样界定"高龄"人群呢？

根据 2020 年《中国高龄不孕女性辅助生殖临床实践指南》指出，女性年龄是影响生育力及妊娠结局的独立危险因素。国内外相关研究证据显示，35 岁为女性生殖高龄的分界线，即，**35岁及以上的女性，为高龄孕产女性**。

一项 2011 年的调查显示，我国高龄孕产妇的比例为 10.1%，即 35 ～ 39 岁孕产妇以及 ≥ 40 岁的孕产妇分别占 8.3% 和 1.8%；国家卫生监管部门预测，现在我国每年高龄孕产妇人数高达 300 万例以上。

为什么需要"高龄"的界限呢？因为随着年龄的增长，35 岁及以上的女性，自然流产风险会随年龄增长而显著增加；不孕症发生率逐渐增加；活产率开始显著下降；各种妊娠合并症、并发症及新生儿出生缺陷的发生风险不断上升。

而男性，是否也有"高龄"这一说呢？当然有，随着男性年龄的增长，精子质量也会出现一定程度的下降，只是精子相较于卵子来说，受年龄的影响会小一些。**男性一般以 45 岁作为"高龄"的界限。**

所以，大家对号入座一下，今天备孕的你，高龄了吗？

🌸 高龄人群备孕，最大的障碍是什么？

生命是始于一颗受精卵的诞生，而决定这个受精卵命运走向的根源是它的 23 对染色体。精卵结合后，精子提供 23 条染色体，卵子提供 23 条染色体，彼此相互融合，形成 23 对染色体，然后受精卵再继续分裂分化，形成胎儿各个重要的组织、器官。

男性的一次射精，会产生数以千万计的精子去竞争卵子。还记得开篇讲的《小威向前冲》的绘本吗？能够赢得卵子姑娘芳心的，一定是这次射精中最优秀的那颗精子，所以精子的质量一般都不会有太大的问题。而在大多数情况下，每个受孕周期，女性只有一颗卵子排出（少数女性在个别情况下也会排出两个或多个卵子），卵子的质量对于胚胎质量来说，是起主导作用的。

产生卵子的卵母细胞，是最容易受到年龄因素影响的细胞。它会随着年龄的增长而老化，从而直接导致卵子的质量下降，影响胚胎的质量。

所以，我们不难推导出这样的逻辑关系，**即高龄人群备孕面临的最大障碍，就是年龄增长造成的卵子质量下降**。

还有一些其他因素也是高龄人群备孕经常会遇到的。

女性在性生活比较活跃的年龄段，难免会有阴道炎症、盆腔炎症的困扰。只要对症用药，症状很快就会好转。但是大家往往忽视了炎症问题对子宫内膜、输卵管造成的潜在影响。数次炎症后，可能会造成亚临床子宫内膜炎，影响胚胎着床；可能会造成输卵管通而不畅、阻塞，无法拾起卵子，运送受精卵，从而造成不孕。

随着年龄的增长，身体机能不断发生变化，女性患高血压、糖尿病、高脂血症、甲状腺功能异常等内科疾病的风险也会明显增加，如果不能及时控制、改善，不但可能会导致受孕困难，而且受孕成功后，在孕期以及分娩过程中，母婴风险也会明显增高。

男性随着年龄增长，可能会出现性功能障碍，抑或出现精子质量下降。

还有就是高龄备孕需要面对的心理障碍。在临床工作中，我见过很多种迟迟不愿或者说不敢去备孕、怀孕的原因，比如因为工作太忙没时间的、经济条件不允许的、在丁克和生育之间举棋不定的、在是否要二胎的问题上纠结的……很多人在自己的情绪中徘徊，始终不能下定决心打破现在生活的平衡，让生活向前走……这样一拖再拖，就逐步进入了高龄的行列。

这里要劝大家一句，其实备孕生孩子这件事，多少有点时不我待的意味，但凡你有生孩子的打算，一定别拖着，要当机立断，不然错过了最佳的时机就悔之晚矣！不要认为"了不起做'试管'嘛"。这个所谓的最后的"杀手锏"，也不是无所不能，因为一旦卵巢功能下降，即便做"试管"，妊娠率也会明显下降。如果你不想面临一次又一次取卵的痛苦，就趁早开始实施自己的备孕计划吧！

🐝 什么情况下需要进行卵巢储备功能评估？

随着女性年龄增长，卵巢皮质中储备的卵泡数会逐年下降；女性胎儿的卵巢在其胚胎 20 周时，大约有 600 万至 700 万的卵母细胞。出生时，仅剩 100 万至 200 万卵母细胞，到青春期时仅剩 30 万至 50 万的卵母细胞。该过程持续至绝经期，最后仅残留数百个卵母细胞。而在生育期，女性一生大约会排出 400 至 500 个卵子。

研究显示，绝经前的 10 至 15 年中卵母细胞丢失更快，在 37 ～ 38 岁，就会出现生殖医学界一张非常经典的图形——"折棍现象"。当然，这张图只是代表了临床数据的总体趋势分析，具体到每个人，个体差异还是很大的。在临床中，我们见过 40 多岁，卵巢功能依旧坚挺的，当然也见过 20 多岁，就卵巢早衰的。"基因决定命运"这句话有它的道理。也许你的基因中就携带着导致卵巢储备功能或好或差的决定性基因，所以出现了明显的个体差异。不过，大多数人的身体变化还是能够用这个变化趋势解释的。

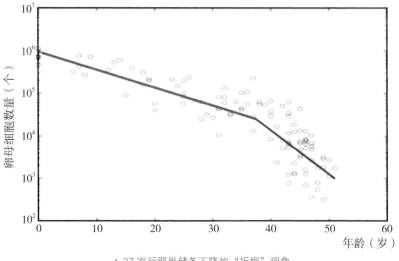

▲ 37 岁后卵巢储备下降的"折棍"现象

所以，需要卵巢功能评估的人群为：

▶ **年龄超过 35 岁的备孕人群。**

▶ **即便年龄不足 35 岁，但是久备不孕，即正常性生活未避孕超过 1 年以上仍未成功者。**

▶ **月经不规律的人群。** 女性规律的月经周期，与规律的排卵功能相关，如果由于某种原因导致了排卵异常，就可能会出现月经不规律，甚至闭经。此时，就要进行卵巢储备功能评估，查找病因。

▶ **有生育计划，但合并有卵巢囊肿的女性。** 这一类人群往往是妇科医生容易忽略，但是生殖医生异常重视的人群。卵巢囊肿分很多种类型，有生理性的、病理性的；有良性的、恶性的、交界性的，等等；对于较大的囊肿，尤其直径超过 6 厘米者，或短时间内迅速增大者，抑或透声不好怀疑恶性肿瘤者，这些情况都没什么纠结的，可以直接进行手术治疗。但是对于径线较小、有充分证据提示是生理性或者良性的卵巢囊肿，在生孩子的问题没有解决之前，一定不要盲目手术。因为卵巢囊肿的手术，不管是开腹手术，还是所谓微创的腹腔镜手术，一定会对卵巢储备功能造成影响，甚至造成生育能力的下降。当在是否手术之间举棋不定的时候，一定要先进行卵巢储备功能的评估，如果卵巢功能还好，在有手术指征的情况下，可以考虑手术；如果卵巢功能已经不好了，即便是有一定的指征，但只要不是怀疑有恶性肿瘤，都是有机会先严密观察，解决完生育问题，再考虑手术的。

❀ 进行卵巢功能评估时需要做什么检查？

当前尚无公认的卵巢储备功能低下诊断的绝对标准，需要根据年龄、激素水平尤其是月经期 2 ～ 4 天的基础卵泡刺激素（FSH）、雌二醇（E_2）、抗苗勒氏管激素（AMH）、B 超显示的窦卵泡数等方面对卵巢储备功能进行综合评估。具体指标详见下表。

不过这种评估对于临床治疗，只能是一个参考，**不是说你的卵巢功能好，就一定能顺利怀孕；卵巢储备功能下降，就一定不能怀孕**。卵巢储备功能对于怀孕来说，只是影响概率的问题。卵巢功能好，受孕的机会更高；卵巢功能差，你需要付出的时间成本、经济成本就更高。

评价指标	卵巢储备功能低下
年龄	在 35 岁后开始卵泡数量下降加速，38 岁以后卵泡的闭锁明显增加
基础 FSH	＞12 单位/升为诊断的临界值 停经或月经稀发 4 个月，间隔＞4 周连续两次 FSH＞25 单位/升为卵巢功能不全
FSH/LH	若 FSI/LH 比值升高＞3，即使基础 FSH 水平正常，但 LH 相对降低也预示卵巢储备降低
E_2	＞80 皮克/毫升
AMH	＜1.1 纳克/毫升
窦卵泡数	窦卵泡少于 5～7 个

❦ 卵巢功能下降，怎样改善卵巢功能？

除了上述反复提到的年龄因素、手术损伤这两种导致卵巢储备功能下降的重要因素外，还有其他一些因素也能影响卵巢储备功能，比如不良的生活习惯，包括熬夜、吸烟、酗酒等；过度节食、减肥，短时间内体重骤降；环境中不良因素，接触有毒有害物质；药物的影响；等等。

所以，**要想改善卵巢功能，需要有一个健康的生活方式，均衡营养、适当健身、调整工作节奏、缓解压力，避免滥用药物，避免与环境中不良物质、毒物的接触。**

相信这些生活的细节，只要稍加关注，基本都能做到的。接下来，就是大家很关注的改善卵巢功能的药物介绍。

这个问题不但卵巢储备功能下降的人群关心，其实也是近些年来生殖医生研究的热点问题。大家都希望有一种药物或者方法能够明显改善卵巢功能，但是很遗憾，目前各种尝试都收效甚微，原因在于**卵巢功能是不能被逆转的**。

如果我告诉你我有一种方法能逆转卵巢功能，就相当于告诉你我会返老还童的仙术，这在逻辑上是不可能的。所以，我们现在进行的种种尝试，只能说在一定程度上能够减缓卵巢功能的衰退速度；增加卵巢对药物的敏感性；稍微提高一下卵子质量，但是真的做不到逆转已经衰退的卵巢功能。

目前常用的药物包括还原性辅酶 Q10、DHEA、生长激素、维生素 E 等，已经取得了一定的循证医学证据，证明可以改善妊娠结局，所以在临床中，尤其在高龄人群中会有一定的应用。另外，比如中药调理、中医针灸、穴位刺激等方式目前也尚在研究阶段，大家也可以作为一种辅助措施适当进行尝试。

最后，千万小心号称可以"完美复原卵巢功能"的骗子。谁要是有这个本事，可以直接去拿诺贝尔奖了！

第四章

久备不孕该何去何从?

❋ 高龄人群备孕难在哪儿?

实际上,即便是育龄期健康夫妻,有规律性生活的,单月同房受孕的概率只有 20% ~ 25%;半年之内,大概有 50% 以上的受孕概率;尝试一年,会有 85% ~ 90% 的受孕概率。

育龄期夫妻尚且不能"百发百中",高龄人群更是难上加难。**按照世界卫生组织的建议,有规律性生活的夫妻,未采取避孕措施未孕的时间在一年以上即可诊断为不孕症,需要进一步进行检查和干预治疗;而年龄超过 35 岁的高龄女性,如果试孕时间在半年以上仍未成功怀孕,即需要开始进一步检查和积极的临床干预了。**

有一个成语叫作"争分夺秒",而对于高龄女性备孕来说,我称之为"争年夺月"。还记得之前给大家分享的能够体现出女性卵巢储备功能呈"断崖式"下降的折棍图吗?这个就是无法自欺欺人的卵巢功能变化，即便大家的外表看起来再年轻、靓丽，你的卵巢功能也会随着年龄增长而发生变化。

有一个患者，是典型的精英女性，认识我的时候是4年前，36岁，刚刚升职公司高管，事业蒸蒸日上。她自己很清楚高龄备孕的不易，但是由于工作太忙，始终没有付诸实践，只是找我做了卵巢功能评估。情况还是很乐观的，不管是激素水平还是窦卵泡数目，都还在正常范围，于是她放松了警惕，每天在职场和生活中拼杀。转眼3年过去了，去年由于疫情的影响，突然业务量大减，人也就闲下来了，于是就把备孕提上了日程。这一检查不要紧，虽然在我的意料之中，但是着实把她自己惊到了。对比两次卵巢储备功能评估的检查，抗苗勒氏管激素（AMH）由3年前的3.41下降到了0.94，窦卵泡的数目也从原来的十几个，下降到了个位数。积极尝试了近一年，还是没有怀上，不得不加入了"试管"的大军，目前还在取卵、攒胚胎的循环中苦苦拼杀。

在临床中这样的例子不胜枚举，是不是有一点时不我待的意味？所以对于高龄人群备孕，从主观意志上来说，一定要更加积极，从行为上来说，一定要更加努力。

❀ 久备不孕该何去何从？

想要找到提高受孕概率的捷径，首先要先了解一下妊娠的原理，也就是生命诞生的过程。

每个生育期的女性，随着性腺轴的调节和激素水平的变化，

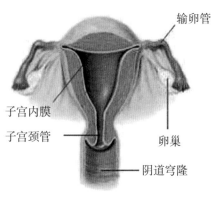

输卵管

子宫内膜

子宫颈管

卵巢

阴道穹隆

▲ 子宫、卵巢与输卵管

卵巢中会有一个优秀的卵泡在众多窦卵泡中脱颖而出，长成优势卵泡。当卵子成熟后，就会随着卵泡的破裂，伴随卵泡液跌落到盆腔，然后被像小手一样的输卵管伞端拾起，随着输卵管自身的蠕动以及输卵管内部纤毛和绒毛的摆动，被运送到了输卵管的壶腹部位。在此前后，如果恰巧安排了一次同房，那么数以千万颗精子便会奋力向前，经过阴道、宫颈管、宫腔、宫角部位的输卵管开口，进入到输卵管。其中最优秀的一颗精子便会与输卵管壶腹部位的卵子相遇，机缘巧合之下，精卵结合，形成受精卵。受精卵一旦形成，便标志着生命的诞生。这个幸运的受精卵，会继续在输卵管的运输下，向宫腔内进发。在运送期间，受精卵自身也在不断分裂分化。受精卵形成后5～6天，会被运送到宫腔，如果此时子宫内膜的条件合适，"土壤"足够肥沃，这个小种子便会种植到宫腔里生根发芽，形成胚胎、发育成胎儿。

所以，生命的自然诞生需要满足下述条件：**规律的排卵功能、合适的激素水平、通畅的输卵管通道、适宜的宫腔环境、优秀的精液条件以及男性正常的射精功能。能够正常受孕需要天时、地利、人和，上述必要条件缺一不可。**

如果育龄期女性35岁以下尝试一年、35岁以上尝试半年，仍然没有成功受孕，那接下来该如何进行检查和干预呢？

高龄孕产也轻松——从初产到三胎

首先，怀孕是夫妻双方两个人的事，所以一定是夫妻双方共同检查。在门诊经常能遇见独自来检查的女方，原因是男方不配合，想先给自己检查清楚了，如果没有检查出问题，再做男方工作，配合检查。其实这种做法是不对的，男方的检查是最简单的、也是无创性的，只需要留取精液来了解精子的浓度、活力以及精子畸形率即可。

排除了男方因素后，接下来重头戏就是关于女方的检查，需要遵循从简单到复杂，从无创到有创的检查原则，一步一步升级检查。

卵巢储备功能评估。

监测排卵。

在生活细节中，其实我们是能发现排卵的蛛丝马迹的，比如，出现了拉丝样的白带，或者基础体温的升高；或者，从规律月经周期（28～30天）的第一天开始往后查14～16天，即是排卵期的时间。但是这几种方法的影响因素很多，不甚准确，如果想要提高受孕的概率，需要借助更准确的方法。

排卵试纸：自月经第11～12天开始，留取尿液，利用试纸判

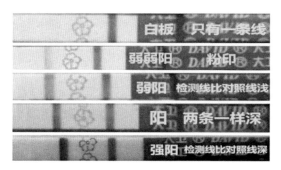

▲ 排卵试纸

断是否排卵。可能会出现阴性→弱阳性→阳性→强阳性→阳性→弱阳性→阴性的变化过程。当试纸开始出现弱阳性时，可以间隔12小时验一次试纸，在强阳性出现后的 24 ～ 36 小时预计为排卵期。

超声监测排卵：如果你的时间比较充裕，或者排卵试纸持续抓不到强阳性时，可以借助此法。超声监测排卵可以准确了解在自然周期中，卵泡的生长状况以及子宫内膜的厚度。其实监测排卵不仅是一项检查，更重要的是在监测排卵的过程中，当卵泡平均径线接近 1.8 厘米时，医生会指导夫妻适时同房，以期提高单周期受孕概率。

同时，在监测排卵的过程中，我们可能会发现一些问题，比如，自然周期中，如果由于卵巢储备功能差或者多囊卵巢综合征等原因，没有优势卵泡的生长，我们可以在下个月经周期考虑利用小剂量的药物，比如来曲唑、克罗米芬或者尿促性素等药物，进行诱导排卵，促进卵泡生长。比如卵泡的平均径线已经超过 1.8 厘米，但是迟迟未发生自发破裂，我们可以利用绒促性素这种所谓的"破卵针"促进卵泡破裂、排卵，避免发生卵泡未破裂的黄素化综合征。再比如，在监测卵泡的过程中，如果发现子宫内膜过薄，与卵泡的大小不符，可以考虑适时加用雌激素类的药物，促进内膜生长，以期在排卵期前后内膜的厚度能达到 8 毫米，才能不影响胚胎的着床，毕竟"土壤"足够肥沃了，种子才能生根发芽嘛！而且，在超声监测的过程中，如果持续发现内膜过薄甚至考虑宫腔粘连，或者内膜过厚、回声不均匀，还可以指导后续通过宫腔镜检查和手术来改善宫腔环境。

高龄孕产也轻松——从初产到三胎

要点 ▶▶

在女性月经周期规律的情况下，在月经周期第 9～10 天可开始进行阴道超声检查，动态观察卵泡生长情况。医生会根据前次超声检

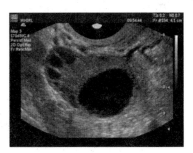

▲ 超声检查

查情况，预约下一次复诊时间，平均做 3～4 次超声检察，直至卵泡破裂排卵，监测即可结束。

输卵管造影检查。

输卵管造影检查，往往是让大家望而却步的一个项目，毕竟是一个有创性的检查。怕疼是最常见的理由，引起疼痛的原因是多方面的，比如宫颈受牵拉扩张的疼痛，造影剂流经输卵管引起输卵管的痉挛，造影剂进入盆腔后人为造成盆腔积液出现的刺激症状，还有最重要的一点，"通则不痛、痛则不通"，即如果输卵管的确不通，或者通而不畅，都可能会引起明显的腹痛。其实疼痛的问题比较好解决，很多医院现在已经开展了无痛输卵管造影技术，也就是在静脉麻醉下，处于睡眠中完成造影过程，最大程度上减轻了疼痛以及大家的焦虑紧张情绪。

造影的具体操作是通过宫腔置管，向宫腔内加压注入造影剂，同时用 X 线或者超声进行观察，了解输卵管的通畅性、形

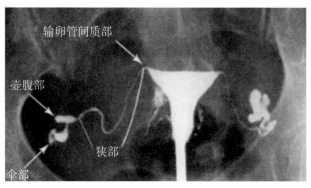

▲ X 线

态、走向以及宫腔形态是否有异常。

这里还需强调一点，以前输卵管通畅性的检查还有输卵管通液术，但是因为定点不确切、主观性较强、临床效果差，近些年基本已经废弃不做了。

要点 ▶▶

　　由于是有创性手术类检查，输卵管造影需要月经结束后即就诊进行术前检查，预约月经结束后 3 ～ 7 天进行输卵管造影；当周期月经结束后避免同房。

宫腔镜检查。

如果在此前检查过程中，发现可疑宫腔内异常，如子宫内膜过厚、形态异常、可疑子宫内膜息肉；子宫内膜过薄甚至考虑宫腔粘连；"试管婴儿"辅助助孕、胚胎移植术前；反复流产史；不明原因不孕等情况，均可考虑进行宫腔镜检查，了解宫腔内膜情况。

腹腔镜检查。

如果此前输卵管检查提示输卵管不通，且经过充分的卵巢储备功能评估，显示卵巢储备功能尚可的，可以考虑进行腹腔镜下输卵管整形手术，以达到恢复输卵管通畅的目的；或对于子宫内膜异位症患者、不明原因不孕等情况，亦可进行腹腔镜检查。

要点 ▶▶

对于双侧输卵管不通的女性，如果经过充分评估，已经出现卵巢储备功能下降的，不建议做腹腔镜手术，可以直接考虑"试管婴儿"辅助助孕。

经过上述检查，多数夫妻双方是能查找到不孕原因的，并根据病因进行有针对性的干预。但是仍然有 30% 左右的夫妻无法查找到不孕的原因，这时就不要太纠结病因的查找了，还是要以结果为导向，可以通过诱导排卵、监测排卵、指导同房等方式积极试孕。

还有一点需要重点强调一下，就是**所谓积极试孕，一定要保证同房的次数和频率。**

在接待备孕的夫妻时，我经常会遇到这样一种尴尬的局面，就是患者同房频率太低，或者因为忙没有时间、紧张、感情问题等，一个月一次甚至几个月才有一次同房。这样成功概率肯定会大打折扣。正确的频率为：进入到围排卵期后（月经规律的情况下，从周期第 12 天开始；白带出现拉丝状改变；基础体温开始出现升高；排卵试纸出现强阳性；超声监测排卵，卵泡平均径线接近 1.8 厘米）开始隔日安排一次同房，大概 3 ~ 4 次。这样大概率是能踩得住排卵期，进而提高受孕概率的。

另外，还需注意，**尽量在真正排卵之前就安排同房**。因为一次射精，精子在女性体内的活力能维持 3 ~ 5 天，而且不易受理化因素、环境因素的影响；而卵子一旦排出，在女性体内只能维持 24 小时的活力，且容易受外界因素的影响过快凋亡。精子相较于卵子，在女性的体内活力更强，所以，在排卵前安排同房，让精子在输卵管壶腹部位等待卵子排出，也可以提高受孕概率。

不过即便经过积极尝试，很多人仍不能成功，不幸被诊断为不孕症。根据 2009 年 8 月召开的中国不孕不育高峰论坛公布的《中国不孕不育现状调研报告》显示：中国的不孕不育率从 20 年前的 2.5% ~ 3% 攀升到 12.5% ~ 15%，患者人数超过 4000 万，即每 8 对夫妇中就有 1 对有不孕不育问题。所以解决不孕问题最后的"杀手锏"，就是人工授精、"试管婴儿"等辅助助孕技术了。

❀ 如何破除胎停流产的"魔咒"？

反复流产、胎停育成了笼罩在很多家庭头上"魔咒"，也是临床中很棘手的问题。

通过流行病学调查发现，在人群中，发生一次自然流产的概率为 15% ~ 25%，其中 80% 都是发生在 12 周之前的早期流产；

发生 2 次以上流产的患者约占生育期女性的 5%，而 3 次或 3 次以上流产约占 1%。

在临床中，对于初次发生的流产、胎停育，其实 15% ～ 25% 的概率还是蛮高的。所以，按临床处理原则，**如果只是第 1 次发生胎停、流产，我们可以视为是偶发事件，间隔 3 个月经周期，还是可以继续积极试孕的。**

如果多次发生这种不幸，不但对于女性的身心是一次又一次致命的打击，也会使整个家庭陷入无边的焦虑、紧张中。从定义上来说，**对于 3 次或 3 次以上，28 周之前的胎儿丢失，我们称之为复发性流产。** 但普遍的临床共识是，如果连续发生 2 次流产就应该高度重视，充分评估，积极查找病因了。

复发性流产的病因十分复杂，主要包括遗传因素、解剖因素、内分泌因素、感染因素、免疫功能异常、血栓前状态、全身疾病以及环境因素等。如果你正经历着这样的不幸，就需要夫妻双方进行全面的病因排查。即便对于备孕二胎三胎、曾经生育过健康孩子的人群，如果备孕之路不顺，出现复发性流产，也需要按部就班进行病因的排查。而且坦率地讲，这一系列检查下来，的确费时、费力，最重要的是，费钱。我们可以逐项分析一下，针对复发性流产不同的病因，需要额外进行哪些检查。

排查解剖因素。

最基础的就是进行盆腔超声检查，全面了解子宫、双附件情况，如有异常发现，可通过宫腔镜、腹腔镜等有创性手段进行进一步检查以明确诊断，或者进行手术矫正解剖因素异常。比如，如果超声提示子宫不全纵隔，可以通过宫腔镜手术进行纵隔切除，解除纵隔对于胚胎着床的影响；如果此前出现晚期流产或者早产，明确是宫颈机能不全造成的，需要在孕 12 ~ 14 周积极先进行宫颈环扎术。

排查遗传因素。

可以对夫妻双方染色体、女方脆性 X 染色体基因检测、男方染色体微缺失等进行排查。即便你们曾经生育过一个健康的孩子，当出现复发性流产时，染色体也是必查项目。如果的确存在明确的染色体异常，且出现反复流产或者"试管婴儿"反复移植失败，可以考虑进行第三代"试管婴儿"。

排查内分泌因素。

有一些内分泌相关疾病，比如糖尿病、胰岛素抵抗、甲状腺功能异常、多囊卵巢综合征、高泌乳素血症、黄体功能不足等，都可能是复发性流产的病因，所以血糖、糖化血红蛋白、胰岛素水平、甲功、性激素六项也是必须要完善的检查。明确查找到病因后，需要及时用药纠正。比如积极控制血糖；减重、二甲双胍减轻胰岛素抵抗；溴隐亭改善高泌乳素血症；排卵后孕激素进行黄体功能支持；积极治疗甲状腺功能亢进或者甲状腺功能减低；等等。

检查血栓前状态。

在临床中最常见的就是抗磷脂综合征（APS）、获得性高半胱氨酸血症等，能引起血液高凝状态，这种高凝状态使子宫胎盘部位血流状态改变，易形成局部微血栓甚至引起胎盘梗死，使胎盘组织的血液供应下降，胚胎或胎儿缺血缺氧，最终导致胚胎或胎儿的发育不良而流产。针对这些问题进行的检查主要包括凝血相关检查、抗心磷脂抗体（ACA）、抗 β_2- 糖蛋白 1（β_2-GP1）抗

高龄孕产也轻松——从初产到三胎

体及狼疮抗凝物（LA）、同型半胱氨酸（Hcy）、蛋白 C、蛋白 S、
XII 因子、抗凝血酶 III（AT-III）等血栓前状态标志物的检测。这
部分检查对于大家来说，显得很陌生了，的确不是常规检查项
目，是否需要检查要医生进行把控。当存在血栓前状态的证据，
那么排卵后或者明确妊娠后，及时用低分子肝素、小剂量阿司匹
林进行治疗；对于高同型半胱氨酸血症，可以补充叶酸以及维生
素 B_{12} 进行治疗。

排查免疫因素。

临床最常见亦是抗磷脂综合征这种非炎性自身免疫性疾病，
可以表现为抗心磷脂抗体（ACA）、抗 β_2- 糖蛋白 1（β_2-GP1）抗
体及狼疮抗凝物（LA）阳性；还有像系统性红斑狼疮、类风湿
性关节炎、甲状腺自身抗体阳性、封闭抗体缺乏等问题，也是免
疫因素导致的复发性流产常见的原因。经过系统排查，如果能查
出上述免疫异常的病因，从预防和治疗的角度来说，都需要提早
进行药物的干预，主要是积极治疗自身抗体阳性的原发病。利用
小剂量阿司匹林、低分子肝素、羟氯喹等药物纠正抗磷脂抗体阳
性、改善凝血状态；针对封闭抗体阴性进行淋巴细胞免疫治疗；
对于抗核抗体（ANA）阳性，可以考虑泼尼松治疗；等等，以达
到预防复发性流产的目的。

排查感染因素。

对于反复出现子宫内膜息肉、子宫内膜回声不均的复发性
流产患者，需要进行宫腔镜检查、取子宫内膜送病理以及免疫组
化检查，排除亚临床子宫内膜炎的问题，如果有，需要积极进行
抗生素治疗；改善宫腔环境；另外，有研究表明，病毒的急性期
感染，也可能是复发性流产的病因，所以在备孕时，需要进行

TORCH 检查；积极治疗阴道炎症，尤其是细菌性阴道病，也是预防复发性流产的重要措施。

排查其他不良因素。

如有害化学物质的过多接触、在过量放射线中暴露等；不良心理因素，例如精神紧张、情绪消极抑郁以及恐惧、悲伤等（各种不良的心理刺激都可以影响神经内分泌系统，使得机体内环境改变，从而影响胚胎的正常发育）；过重的体力劳动，吸烟，酗酒，饮用过量咖啡，滥用药物及吸毒等不良嗜好。上述这些生活细节大家需要尤为重视，积极纠正。

反复流产或者胎停育是高龄备孕人群不能回避的一个难题，而且即便按部就班地接受了上述病因的排查，也有 20% ～ 30% 的概率无法明确病因。当无法明确病因时，只能以结果为导向，积极用药进行抗凝、保胎等对症治疗。而且这部分检查耗时长、花费高，所以，如果你正经历着复发性流产，需要有良好的依从性，积极配合医生进行诊断和治疗。

第五章

不可不知的人工授精

🪰 人工授精技术是什么？

人工授精这项技术已经有 200 多年的历史了。早在 1790 年，John Hunter 首次为严重尿道下裂患者的妻子实施了阴道内人工授精。这是现在已知的最早的关于辅助技术的记载。1943 年 Guttmacher 和 1953 年 Kohlberg 报道的人类最早的宫腔内人工授精（IUI），宣告了人类辅助生殖进入新纪元。在我国，1983 年湖南医科大学人类生殖工程研究室利用冷冻精液行人工授精实现了患者妊娠并成功顺利分娩，这是我国辅助生育技术的开端。

人工授精是最接近于妊娠生理的辅助助孕技术，是通过人工的方式，将男性精液注入女性生殖器官内，以达到受孕的目的。 根据精液的来源不同，人工授精分为：夫精人工授精、供精人工授精；根据实施的部位不同，又分为阴道内人工授精、宫腔内人工授精。

供精人工授精：适用于男方由于某种原因，如克氏综合征等染色体问题导致的无精症。通过睾丸穿刺也不能获得活精的夫妻，可以向精子库申请使用供精。这样男方只能成为孩子的社会学父亲，而非遗传学父亲。

阴道内人工授精：目前多在家庭进行简易操作，临床中鲜有使用。主要用于夫妻双方无法完成性生活的情况，比如女方过度紧张、男方无法勃起射精。具体操作时，可以通过监测排卵的方式确定排卵期，在排卵期临近时，男方通过自慰的方式将精液留置于干净的容器内，剪取 7～8 厘米的输液管，一头连到 5 毫升注射器上，将精液抽取到注射器内，然后将输液管置入女性阴道内，推动注射器，将注射器内的精液推注到女性阴道内。这种方式代替了夫妻间的同房过程。无法完成性生活的夫妻可以自行尝试至少半年，如果仍未成功，就需要就诊求助医生了。

很多人还很关心人工授精会不会出现双胞胎、多胞胎的问题。

这个问题的答案是：可能会，但是发生率很低，并且正规的生殖中心都会有质量控制，如果周期中直径超过 1.5 厘米的优势卵泡在 3 个以上，一般都会建议取消周期。

❧ 人工授精怎么做？

男性因素导致的不孕，是人工授精最好的适应证。其实人工授精在发明之初，也是为了解决男性因素导致的不孕，如男方严重尿道下裂、逆行射精、精神因素导致的阳痿、早泄、不射精；轻到中度精液异常。

一般来说，流程大概分为：**检查、排卵监测、精液获取与优化、宫腔注入**。

操作时，首先夫妻双方需要进行全套化验检查，包括常规身体检查和感染性化验检查；女方进行输卵管造影检查，至少保证有一侧输卵管是通畅的状态；男方进行精液常规检查，确保一次射精，精液中活力好、前向运动的精子数至少在 1000 万以上。

进入周期后，需要通过自然周期或者诱导排卵周期，进行超声下排卵监测。当卵泡平均径线接近或者达到 1.8 厘米时，确定人工授精时间。当日男方通过自慰的方式留取精液，直接交实验室，通过直接上游法或非连续密度梯度离心法，尽可能除去死精子、白细胞和细菌等，达到精液优化的目的。然后医生通过手术操作的方式，进行宫腔内置管，再将处理过的精液的最精华部分注入到女性宫腔内。

有研究表明，将精液注入到宫腔后，最快 5 ～ 10 分钟后输卵管壶腹部就能有活精子到达。所以，人工授精后在手术床上安静休息 10 ～ 15 分钟即可。离院后可以适当休息，避免剧烈活动，但不需要绝对卧床休息，正常生活基本不受影响。

此后的过程就同正常的妊娠生理一样了，同样需要通畅的输卵管进行拾卵、运卵；需要良好的宫腔环境，允许受精卵着床。操作结束后可以根据情况，酌情进行**黄体支持激素补充治疗**，12 ～ 14 天后查血或者验尿，确认是否成功受孕。

❀ 人工授精的成功率

人工授精的成功率并不高，各个生殖中心报道不一，**总体成**

功率在 10% ～ 15%；而且随着女性年龄增长，卵巢储备功能下降，高龄女性的成功率会进一步下降。

那既然成功率不高，还值得一试吗？

还是值得的。尤其对于年龄在 35 岁以下，因男性因素导致的不孕或同房障碍导致的不孕，经过夫妻的积极尝试、自然试孕没有成功，而人工授精能有 10% ～ 15% 的成功概率，就值得一试。但是，对于年龄超过 40 岁的高龄女性，卵巢功能下降的，可以直接选择"试管婴儿"助孕。

一次人工授精不成功，还可以再次尝试。尝试的次数没有明确的上限规定，需要个体化决定。如果是同房障碍导致的不孕，可以尝试 6 个周期人工授精；其他原因可以酌情尝试 2 ～ 3 个周期，如仍未成功受孕，可以考虑"试管婴儿"助孕。

输卵管不通，还能做人工授精吗？

能做，只是受孕概率可能会相应降低，而且如果是输卵管阻塞的一侧卵巢排卵，还有可能增加宫外孕的患病风险。所以，有的生殖中心遇到这种情况，会建议患者放弃本周期。

但是双侧输卵管都是通而不畅时，就不建议直接做，因为会大大增加宫外孕的风险。

可以参考卵巢功能评估的情况。如果卵巢功能好，可以进行腹腔镜下输卵管疏通手术，之后再积极试孕，如果试孕时间超过半年仍未孕，可以考虑进行"试管婴儿"助孕；如果卵巢储备功能已然下降，不要选择手术，可以直接进行"试管婴儿"助孕。

❧ 人工授精，一定要诱导排卵吗？

不一定，但是对于多囊卵巢综合征等可能导致排卵异常的情况，可以进行小剂量药物促排。有临床试验表明，小剂量促排药物可以提高临床妊娠率，并且，进入助孕周期，必然会投入较多的时间、金钱成本，所以为了保证能如期进行人授，降低周期取消率，很多中心会采取药物促排的干预措施。

❧ 人工授精，可以用冻精、自取精吗？

正规的生殖中心是不允许自己在家取精然后带去给医生的，因为涉及伦理与法律问题。医院在进行人授之前，需要严格核对男女双方的结婚证、身份证甚至指纹校验，如果院外留精，不能保证精液来源。

冷冻的精液是可以做人工授精的。精液经过解冻复苏，仍然能保持较高的活力。在使用供精人工授精、男方时间无法配合人工授精、当天留精或者自慰留精困难时，可以提前留精备份。如果当天实在无法现场留精，可以使用此前的备份冻精。但是这必须是医院来操作，自己家冰箱冻的可不行。

第六章

"试管婴儿"全攻略

✖ "试管婴儿"是长在试管里的吗？

曾经不止一位患者问过我这样的问题——"大夫，'试管婴儿'真的是孩子在试管中长大吗？"说实话，我真的暗暗想过这种画面。好科幻的场景呀！也许将来这个想法真的能实现，比如发明个"人工子宫"，来代替女性孕育生命！扯远了，现阶段，所谓的"试管婴儿"还真不是指孩子在试管中长大。

所谓的"试管婴儿"，学名称之为"体外授精－胚胎移植技术"，顾名思义，就是通过人工的方式取出卵子，同时男方在体外留精，然后将卵子和精子放在实验室的培养皿里，完成精卵的结合，形成受精卵，然后继续将受精卵培养至第三天的胚胎或者第五天的囊胚，移植回女性子宫的过程。只是因为精卵是在试管中结合，形成受精卵，所以才被称为"试管婴儿"的。

2018 年，在第 34 届欧洲人类生殖与胚胎学会年会上发布

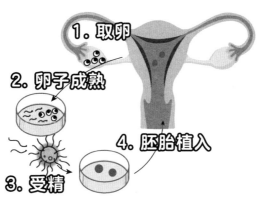

▲ "试管婴儿"技术的基本原理

的最新报告，称自 1978 年第一例"试管婴儿"在英国出生，至 2018 年的 40 年间，全球已有 800 万"试管婴儿"出生。

作为改善生育结局的最后一个"大招儿"，这项技术适用于很多种情况，比如女性输卵管不通、排卵功能障碍、免疫因素、不明原因不孕，男方性功能障碍、严重少弱精子症等方面。

在这个过程中，随着技术的不断革新，针对不孕的不同病因，"试管婴儿"技术逐渐演变出了一代、二代、三代的区分。

一代"试管婴儿"，是最接近生理妊娠的方式。就是精卵体外结合的过程，将一个卵子和若干精子放到一个培养皿中，本着优胜劣汰的自然法则，使最优秀的精子能够为卵母细胞授精，形成受精卵。这种情况比较适用于女性因素导致的不孕，比如输卵管因素、排卵障碍等情况。如果男方精液只是轻度异常，一般影响不大，也可以尝试一代的自然授精。

二代"试管婴儿"，学名称之为卵胞浆内单精子注射（ICSI），是一种被动选择精子，辅助授精的过程。主要针对男性因素导致的不孕，比如严重的少弱精子症、畸精症。由于精子的活力和浓度较低，在自然状态下无法主动使卵母细胞授精，或者授精的概率太低，因此需要在显微镜下人为捕获一只形态、活力相对好的精子，通过显微穿刺技术，注入卵母细胞内，从而达到授精的目的。

从这个操作过程来看，二代技术主要的**弊端有二**：一是精子是人为选取，非自然选择，精子是否足够优秀只能从表象上判断；二是显微穿刺的操作可能会对卵母细胞造成潜在的损伤，所以在临床操作中，如果精液常规没有严重异常，还是尽量以一代自然授精为主。

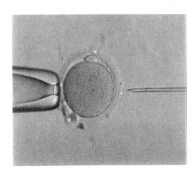

▲ 显微穿刺

三代"试管婴儿"，是通过自然或者显微穿刺技术得到受精卵，进行体外培养，得到第 5 ～ 6 天的囊胚，并了解目标囊胚的染色体状况、是否携带致病基因等情况后，精选囊胚进行植入。所以，三代"试管婴儿"主要适用于夫妻一方有明确染色体异常、复发性流产、家族中携带遗传性疾病的致病基因，如血友病、地中海贫血等疾病，或某些性染色体异常导致的伴性遗传性疾病等。

三代"试管婴儿"的临床应用需要严格把控指征，并且国家对于开展三代"试管婴儿"的医院资质也有严格的控制。

不是这项技术操作有多难，而是在于，一是取滋养外胚层细胞时，可能会对囊胚造成潜在的损伤，进而是否会对个体成年后的健康有潜在影响目前尚未可知；二是因为提取的是部分滋养层细胞进行检测，并不一定能真实反映内细胞团的情况，可能会有一定的误差，所以即便移植了经过 PGS 检测的囊胚，成功受孕后，在中孕期关于染色体的检查仍需要如常进行；三是最重要的一点，就是由于三代"试管"能够进行性别鉴定，所以如果盲目开展，可能会造成非法性别鉴定的滥用，于法律、伦理都是不被允许的。

✖ 走完一个"试管婴儿"周期，统共分几步？

走完一个"试管婴儿"的周期，大致分六步——前期准备、超促排卵、取卵、移植、黄体支持、验孕。

下面，我们具体解析一下，各个步骤你都需要做什么。

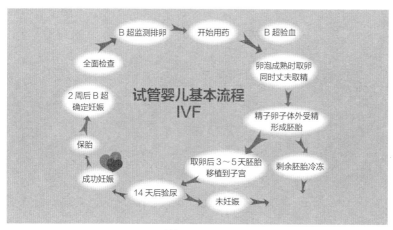

▲"试管婴儿"基本流程

前期准备：

首先，医生需要结合夫妻双方前期的备孕情况、化验检查结果，来判断是否有进行辅助受孕的指征。最起码的，是要符合不孕症的诊断，也就是夫妻双方未避孕却无法怀孕的时间至少在一年以上。经常在门诊会遇见这样的咨询："大夫，我都试了好几个月了，还没怀上，我想做'试管'，可以吗？"我都会回答："不可以，没指征，因为不符合不孕症的诊断。"

如果经过核查，的确存在导致不孕的因素，具备了进行辅助助孕技术的指征，医生就会为夫妻双方进行全面的身体检查、核查夫妻的证件（包括身份证、结婚证，有些中心还要录入夫妻的指纹作为身份识别依据）、建生殖中心病历、入周期前签字等一系列的准备工作。

另外，还有一项重要的干预，就是要根据女方的情况，决定是否要进行前期的药物干预，比如对于多囊卵巢综合征的患者，可能需要进行降调治疗；对于卵巢储备功能差的患者利用雌激素、生长激素等药物进行预处理等，并且还需要根据患者情况，初步制订促排方案。

超促排卵。

一般在月经期第 2 ～ 4 天，进行性激素、HCG 以及超声检查，排除怀孕，了解激素水平以及窦卵泡数目、均匀程度，排除卵巢生理性囊肿，最终确定促排方案，然后根据患者的卵巢储备功能、体重，确定用药剂量，开始促排过程。

在促排过程中，需要间隔数天进行一次复查，主要复查激素水平以及超声监测卵泡的生长状况，适时调整用量。当主导卵泡有两个以上平均径线接近或超过 1.8 厘米时就要考虑停药了。从启动用药到最后收针停药，平均需要 10 天左右；确定停药后当夜进行夜针扳机，促进卵泡最后的成熟。

取卵。

在夜针后 36 小时，进行超声引导下的取卵手术。如果选择无痛取卵，因为需要静脉全麻，所以女方取卵当日需要禁食水。并且，建议当天不喷香水、不化妆，上手术台前需要排空膀胱。而取卵当天男方需要做的，就是自慰留取精液，交给实验室进一步优化处理。取卵结束后，女方休息观察半小时，如果意识清醒，没有异常出血、腹痛、排尿异常等情况，即可离院，回到家中要以休息为主，避免同房以及剧烈活动。

移植。

在停药收针当天，要了解患者激素水平以及超声了解子宫内膜的厚度、形态，如果没有出现孕激素升高（不超过 1.5 纳克/毫升），内膜厚度在 8 毫米以上，形态良好，不存在粘连、回声不均、子宫内膜息肉等问题，并且患者一般状态良好，没有过度刺激的风险，就可以考虑新鲜周期移植。取卵后第 2 天，就要开始用孕激素类的药物进行内膜转化，为移植做准备。

一般取卵后第 3 天，可以进行胚胎移植；取卵后第 5 天，如果有培养成功的囊胚，亦可进行囊胚移植。因为第 5～6 天的囊胚发育潜能较第 3 天的胚胎更好，所以囊胚移植的成功率会高一些。但如果获卵数少，预计进行囊胚培养可能失败，那么，如果有质量较好的第 3 天的胚胎，就可以考虑直接移植而不继续进行囊胚培养了。

但是如果不符合上述条件，就不要盲目进行新鲜周期移植，以免浪费胚胎，降低妊娠率，可以将得到的胚胎进行全胚冷冻，以备日后条件允许后再进行解冻移植。

移植当天无须空腹，可以适当憋尿。实验室会将拟移植的目标胚胎或者囊胚吸取到移植管内，医生在超声引导下，将胚胎缓缓置入宫腔内，完成移植的过程。移植结束后，在手术台上休息10～15分钟，无不适后，排空膀胱就可以离院回家休息观察了。

黄体支持。

其实就是所谓的保胎过程。医生会根据患者的具体情况，合理选择用药，比如绒促、雌激素、孕激素类的药物；如果患者存在血栓前状态、抗磷脂综合征或者免疫性因素，亦可能用到阿司匹林、低分子肝素、羟氯喹、泼尼松等辅助用药。

验孕。

到了这一步，其实就是最后的"开奖"过程了，是最让人揪心的时刻。一般移植后如果一旦受孕，第8～9天左右血HCG就能出现升高，10天左右试纸就能表现出弱阳性，但仍然不建议大家过早验孕，更不能根据试纸阴性就认为没有受孕的可能而过早停药。建议移植后12～14天验孕，如果血HCG升高，证明受孕成功，后续需要继续用药进行保胎治疗，定期复查，监测胚胎状况。移植后4周，可以进行超声检查，了解有无胎芽胎心。如果移植后12～14天，血HCG为阴性，可以考虑停药，等待月经来潮，之后就要再接再厉了。

上述过程就是在一个"试管婴儿"周期内需要经历的过程。其实经历了这个过程，大家最关心的就是成功率的问题，毕竟，谁都不希望凭白遭罪，都盼着一次命中。但很无奈，一定是几家欢乐几家愁的，成功率主要由女性的年龄以及卵巢储备功能决定。一般35岁以下的女性，"试管婴儿"单周期的成功率平均在40%左右，而随着年龄增长，卵巢储备功能逐渐下降，成功率也会逐年降低。临床数据显示，40岁时，"试管婴儿"的成功率会下降到 20%，如果超过 43 岁，那成功率就小于 5% 了。面对卵巢储备功能下降的窘境，可能就要经历反复取卵、攒胚胎的过程了。所以，即便做"试管婴儿"，其实也是要趁早的。

✖ "试管婴儿"是一代更比一代强吗？

当然不是。

"试管婴儿"又不是智能手机，一代更比一代强。 实际操作起来，需要根据夫妻的情况具体分析，从接近生理妊娠的角度出发，遵循优胜劣汰的原则，能做一代就不要做二代。

如果获卵数多，男方精液存在轻度异常，亦可考虑 half-ICSI，也就是一半卵子进行一代自然授精，一半卵子进行二代的显微注射，单精授精。但如果男方的确有着严重的少弱精子症或者畸形精子症，可以考虑直接进行二代"试管婴儿"。对于三代"试管"，一定不要在"灰色产业链"中徘徊。如果的确存在严重染色体问题、家族遗传性疾病或者反复流产、胚胎停育，方可考虑进行三代"试管婴儿"助孕。

✖ 没有结婚证能做"试管"吗？

很遗憾，没有结婚证就不能做。

目前国家法律规定，在经国家审批的正规生殖中心接受辅助生殖技术，如"试管婴儿"或者人工授精，一定要有结婚证。这是有严格法律规定的，任何正规的生殖中心都不能违背铁律。

不过，这里有一种极端情况值得一提，就是年轻的有生育意愿的恶性肿瘤患者。随着肿瘤治疗技术的不断进步，恶性肿瘤患者的长期生存率不断提高，但是放化疗等治疗措施可导致女性生育力的严重损伤，如经骨髓移植前的超大剂量化疗后，可导致70%～100%的患者发生早发性卵巢功能不全，早绝经风险可升高20倍。因此，恶性肿瘤患者生育力的保护和保存在全球受到了越来越广泛的关注。而卵巢组织冻存是一种运用低温生物学原理冷冻保存卵巢组织的生育力保护方法，是青春期前女性和放化疗无法延迟的女性的唯一生育力保护保存的选择。应用此技术，目前全球活产例数已经超过130例，北京妇产医院已有冻存卵巢组织移植成功的报道，对于年轻渴望生育的恶性肿瘤患者不失为另外一种选择。（上述内容出自《卵巢组织冻存与移植中国专家共识》）

✖ 想生双胞胎，可以直接做"试管"吗？

仅仅是为了想生双胞胎去做"试管"，是不推荐的。

即便将两枚胚胎移植到宫腔，也不能保证两个都能成功，有可能成活一个，有可能成活两个，也有可能一个都不成活。不过，我也见证过患者移植了一个囊胚，最终分裂成3个，不舍得减胎，得了三胞胎的；也见过移植了两个胚胎，最终分裂成4个，但是4个都胎停育的。

可见，最终能成几个，医生是不能把控的。所以医生一定不会随便满足你生双胞胎的请求。

🦋 "促排"是什么？

之前讲到自然受孕或者做人工授精时，为促进卵泡发育，我们会选择"诱导排卵"，而在做"试管婴儿"的过程中，当想要促进卵泡生长的时候，我们用到的手段就变成了"促排"，或者"超促排卵"。这两者有什么区别呢？

主要是用药剂量和所要达到的效果不一样。

在自然周期，每个月月经期间卵巢中会有若干个"种子选手"进入"赛道"，我们称之为窦卵泡。卵巢功能越好，此时的种子选手就越多，可以达到十几个；反之，卵巢功能越差，种子选手就越少，甚至只有一两个。而人类作为最高级的哺乳动物，每个月一般只有一个"种子选手"能够胜出，发育成优势卵泡，最终排卵、受孕。在个别情况下，可能会有两颗卵子排出，这也就是为什么人群中，自然受孕的双胎或者多胎比较少见的原因。

而在诱导排卵的周期，往往是因为女性存在排卵功能障碍，或者计划要做人工授精，需要尽最大的可能保证周期监测中能有优势卵泡排卵，所以我们会在监测的周期中用小剂量的药物进行诱导排卵。由于用药剂量小，所以一般也就有一个卵子或至多两个卵子排出。

但是，**在做"试管婴儿"的过程中，我们要尽可能保证单周期的取卵数，以便尽可能多地形成可供移植的目标胚胎，所以，我们会提高用药的剂量，增加用药的种类，这就是所谓的"超促排卵"。**目的就是争取将月经初期进入"赛道"的所有"种子选手"都能长成可以采摘的果实。

也就可以得出这样的结论，卵巢功能越好，"种子选手"就会越多，那么单周期的获卵数也就越多；而往往数量和质量是成正比的，数量多意味着质量好，多周期的成功率也将相应提高。反之卵巢功能差，也就意味着单周期的获卵数、胚胎数以及胚胎质量都会受到一定的影响。

实际操作时，医生会根据患者的卵巢储备功能制订促排方案。如果卵巢储备功能好，可以考虑长方案或者拮抗剂方案；如果卵巢储备功能差，可以考虑拮抗剂方案、黄体期促排或者微刺激方案。

如果需要重复取卵，间隔的时间需要个体化处理。

一般取卵后2周之内会有一次月经来潮，这个月经周期大家可以休息一个月；接下来一个月经期的2～4天，就可以复查一下激素和超声，如果激素水平合适，卵巢已经基本恢复，并且窦卵泡的数目、均一度合适，就可以考虑再次进入周期了。

不过也要综合考虑自己的身体状况、时间安排以及经济状况，决定是否尽快进入周期。如果条件不允许，也不要拖时间太长。还记得此前的一句话吗？争年夺月、时不我待呀！如果一味地拖延，对于高龄人群来说最大的问题就是卵巢储备功能会进一步衰退。

所以，既然决定要重复取卵，就不要拖延，只要条件允许，就要尽早再次进入促排周期。

✖ "促排"会不会过度刺激卵巢？

在超促排卵的过程中出现重度过度刺激的，往往是年轻女性，卵巢储备功能好的，或者是多囊卵巢综合征的患者。

近年来，由于拮抗剂方案的广泛应用，重度过度刺激的风险已经大大降低；加之高龄患者由于卵巢储备功能下降，所以过度刺激在临床已经较少发生。

不过，当停药收针时，如果卵泡数超过 15 个、雌激素水平超过 3000 皮克 / 毫升，还是需要用药物预防的，目的主要是快速降低雌激素水平，避免发生腹水甚至胸水。

✖ 多次"促排"会不会造成卵巢早衰？

不会。因为在自然周期中，女性身体里的卵子中，有一个"种子选手"会脱颖而出，排卵，受孕，那么，剩余的种子选手后来怎么样了呢？继续储存在卵泡里，留着下个周期接着用吗？当然不是！

当一个优势卵泡形成后，就会引起其余的种子选手发生闭锁，凋亡，更不会进入下个周期的赛道。而超促排卵，是在用药的情况下，将所有的种子选手都激活起来，避免它们闭锁，凋亡。所以超促排卵并不是杀鸡取卵，过早消耗卵巢内的储备卵泡，只是将本该闭锁和凋亡的卵泡利用起来而已。所以并不会造成卵巢功能的过早衰竭。

✖ "促排"的过程真的很痛苦吗？

痛不痛苦，这个问题是见仁见智的。

首先，从心理感受上说，如果你的经济条件好，时间充裕，老公能够积极配合，那么你需要做的就是积极配合医生用药、复查，过程中比较难受的就是需要不停地打针、采血，其实这点基本上都是在大家能接受的范围内，所以并不算痛苦。

但如果你没有充裕的时间，每次来医院检查时都需要向单位请假，甚至瞒着单位领导或者家人，需要一些善意的谎言作为掩饰，再加上如果老公也忙，或者就是不愿意配合，那么数次复查奔波可能就会让你心力交瘁，比较痛苦了。

其次，从身体反应来说，如果一旦出现了重度过度刺激，可能会由于腹水而出现明显的腹胀、腹痛甚至可能因为胸水而出现呼吸困难等问题。这就需要住院进一步穿刺放腹水、输白蛋白等。一旦到了这么严重的程度，那痛苦自不必说了。但是，由于现在拮抗剂方案广泛用于临床，并且一旦有过度刺激的苗头医生就会及时预防性用药。随着技术的成熟，现在生殖中心出现重度过度刺激的病例数已经大幅度下降了，尤其对于高龄人群，由于卵巢储备功能下降，基本是没有过度刺激的可能的。所以，这种痛苦对于高龄人群来说，几乎不需要经历。

其他的身体不适，比如乳房胀痛、轻度腹胀、食欲不振等问题基本都还是在可控范围内的。

❀ 取卵、移植需要麻醉吗？

取卵是否需要麻醉，要视情况而定。

如果收针时预计取卵数少，尤其小于 5 个，并且患者对于疼痛的耐受性很好，可以无须麻醉，直接取卵，基本上疼痛的程度都是可以忍受的。如果预计取卵数多，估计取卵时间长，或者患者紧张，对疼痛的耐受性差，或者卵巢位置高，预计取卵困难等情况下，是可以选择麻醉下取卵的。

麻醉方式主要是静脉全麻，基本可以让你在睡眠中完成取卵过程，所以痛苦会小一些。

移植则不需要麻醉。

因为移植时，要避免因为过多刺激引起宫缩，降低移植成功率，所以医生的动作都会十分轻柔，而且移植管非常细，进入宫腔时，你基本都是无感状态。所以移植无须麻醉。

做"试管"前，有卵巢囊肿怎么办？

在这个问题上，妇科手术医生和生殖医生的观念往往会有一定的差别。

我们经常会有一个开玩笑的比喻：对于卵巢上长的囊肿，妇科医生看待它就觉得像姑娘脸上长的青春痘，一定要把它挤了，不然看着就觉得别扭、不舒服；而对于生殖医生来说，对待卵巢囊肿则是慎之又慎。

如果你的生育计划还没有完成，是否需要处理卵巢囊肿，一定要先评估卵巢储备功能。 如果卵巢功能还扛得住，囊肿大，直径超过 6 厘米；或者囊肿短时间内迅速增大，怀疑恶性肿瘤，是可以考虑手术的；反之，如果囊肿小，尤其直径在 4 厘米以下，透声好，边界清楚，不像恶性肿瘤，而卵巢储备功能已经岌岌可危的时候，一定不要轻易做卵巢囊肿的手术。

因为囊肿的剥除手术，不管是开腹还是腹腔镜的所谓"微创"的手术，势必会伤到影响到卵巢储备功能，造成受孕困难，甚至如果做"试管"，都会影响获卵数。特别是对于卵巢的子宫内膜异位囊肿，俗称"巧囊"，由于巧囊本身就会损毁卵巢功能，再加上手术，势必是雪上加霜的打击。并且，由于疾病本身的特性，巧囊很容易复发，一旦复发，轻易不要再做二次手术。临床中有太多这样血淋淋的例子，经过二次手术的打击，卵巢功能几乎跌至冰点，即使靠"试管"辅助，成功率都会大打折扣。我甚至见过一位 28 岁的年轻姑娘，就因为双侧卵巢直径 2～3 厘米的畸胎瘤，做了腹腔镜下的畸胎瘤剥除，最后 AMH 变成了 0.05 纳克/毫升，到了不用药甚至都不能正常来月经的境地。

需知，"手术有风险，做之需谨慎"呀！

❧ 输卵管积水，想做"试管"可以吗？

输卵管积水一旦出现，不管是对自然受孕，还是对胚胎移植，都会有很大的影响。因为一是积水会向宫腔内"返水"，将本来要着床的胚胎"冲走"；二是积水中含有很多炎性因子，直接影响宫腔环境，影响胚胎着床。

所以，在自然试孕周期，如果发现输卵管积水，输卵管内部的纤毛和绒毛基本就被破坏了，这样就很难执行运卵功能了，不但受孕率会明显下降，而且宫外孕的风险也会明显增加，最后可能就得借助"试管"来达到受孕的目的。

在"试管"周期中，如果移植之前明确提示输卵管有积水，不管是双侧还是单侧，都需要进行腹腔镜手术，切除出问题的输卵管，以便增加日后移植的成功率。

❧ "鲜胚移植"和"冻胚移植"哪个更好？

"鲜胚移植"，就是在取卵后第 3 天，直接移植胚胎，或者取卵后第 5 天，直接移植囊胚。所移植的胚胎或者囊胚未经冷冻。

"冻胚移植"，是指如果取卵后患者的情况不允许，无法进行鲜胚移植，就需要将胚胎或者囊胚经过玻璃化冷冻技术处理，进行全胚冷冻，等之后时机合适了，将胚胎进行解冻、复苏，再移植回宫腔。

孰优孰劣不能一概而论，一定是个体化的选择。如果各方面条件都允许，可以考虑进行鲜胚移植，毕竟能够缩短周期，幸运的话，一次移植成功，那么，从进入周期到最后验孕成功，一个月的时间你就可以结束战斗了！

但是，不管是身体条件还是个人的生活安排，如果有一条不允许，医生都会建议全胚冷冻，之后选择冻胚移植。而且，从多家生殖中心统计的数据来看，解冻移植的成功率是要略高于新鲜周期移植的。

❊ "自然周期移植"和"人工周期移植"哪个更好？

我们都知道，播种之前，一定要有肥沃的土壤；胚胎移植其实可以类比成播种。想要胚胎在宫腔里生根发芽，一定要有良好的内膜环境。而我们在移植周期中所做的很多努力，都是为了获得良好的子宫内膜。

自然周期移植就是在周期中监测排卵，如果有优势卵泡逐渐长大，体内的雌激素水平必然逐渐升高，而升高的雌激素就好比"化肥"一样，能够促进子宫内膜的生长；当卵泡破裂，排卵后，医生就会按计划安排移植时间，同时辅助用一些黄体支持的药物。大家不难看出，自然周期移植，重点是一定要有排卵，所以往往适用于月经规律，且每个月经周期都有规律排卵的患者；而像多囊卵巢综合征患者，本身就有排卵功能障碍，所以基本不建议采取自然周期移植。

人工周期移植，不用监测排卵，不需要靠自身的雌激素分泌长内膜，所有促进内膜生长的雌激素都源于外源性用药补充。一般用雌激素 10～14 天之后，内膜会逐渐增长到 0.8 厘米以上，此后用孕激素类的外源用药进行内膜转化，再按计划安排移植时间。

两种方式，各有利弊。

自然周期移植的优点在于，因为自身有排卵后的黄体形成，能够分泌一部分雌激素和孕激素，所以一旦移植成功后，进行黄体支持的用药量相较于人工周期来说会明显减少，用药时间明显缩短。但是缺点就是时间不可控，需要根据排卵的时间决定移植的时间；并且如果计划移植周期中，没有优势卵泡生长、排卵，也会面临周期取消的风险。

人工周期移植的优点在于，不受排卵影响，时间自由、可控，可以按医患的时间要求，比较灵活地掌握移植时间；缺点在于，因为没有自身的黄体形成，黄体支持需要的外源性雌孕激素，用药时间长、用药量大。

所以，**方案的选择也一定是个体化的。医生会根据月经周期是否规律、此前失败的移植方案的参考、医患的时间安排等因素综合评判，选择一个适合你的移植方案。**

❋ 移植一个还是两个胚胎好？

医生会根据患者的年龄、子宫条件、胚胎质量进行综合评价。

如果你的年龄在 35 岁以下，宫腔环境好，没有内膜过薄甚至宫腔粘连的问题，胚胎质量优秀，可以考虑选择性单囊胚移植。

如果年龄偏大，尤其超过 38 岁，或者自身条件欠佳，比如存在子宫腺肌症、薄型子宫内膜，或者胚胎质量一般，为了保证单周期成功率，可以考虑移植两枚胚胎或者囊胚。

但是，对于一些特殊情况，比如此前有过剖宫产或者子宫肌瘤剔除史，曾经有过晚期流产或者早产史，明确诊断过宫颈机能不全等情况，是不建议移植两枚胚胎的。如果移植了两枚，最后也真的实现双胎妊娠，为了保证孕期安全，也要建议减胎的。

关于移植一个还是两个的问题，北京市曾经进行过一次专项整顿，规定如果条件允许，尽量移植一枚胚胎。原因就是当年出现过一个孕产妇死亡的病例。这个病例让人非常遗憾。患者是"试管"助孕，移植了两枚胚胎，后来验孕成功，超声提示宫内单胎，一切都看似很顺利。移植了两个最后成功了一个，单胎妊娠也是很常见的情况，超声医生也欠缺一定的经验没有重视宫外状况的排查。殊不知，患者的一枚胚胎宫内正常妊娠，而另外一枚胚胎游走到了输卵管，出现了异位妊娠，也就是宫外孕。最后，患者因为宫外孕包块破裂，腹腔内出血，没有得到及时抢救，最终撒手人寰。特别让人遗憾的结局。所以，移植两枚胚胎不是不可以，但是一旦受孕成功，也需要超声认真排查宫外情况，防止悲剧的重演！

❦ 移植后需要卧床休息吗？

移植后可以适当休息 2 ～ 3 天，只要避免同房、跑、跳等剧烈活动即可，以休息为主，但是无须绝对卧床。

临床数据表明，绝对卧床并不增加临床妊娠率以及保胎成功的概率；移植后由于可能需要用到大量激素类的药物，如果长期绝对卧床，反倒可能增加下肢静脉血栓形成的风险。另外，需要强调一点，饮食无须过度进补，而要饮食多样化，尽量保持排便通畅，避免腹泻、便秘的发生。

✖ 受孕成功后，怎样知道胚胎好不好？

这就涉及成功后的监测问题了。一般移植后 10～12 天查血 HCG，如果出现升高，排除近一周内绒促的影响，就可以证明暂时成功了，后面就需要致力于监测胚胎的情况。

大家往往会认为每 48 小时血 HCG 值就要有一个翻倍，所以往往不遗余力地监测血 HCG 的情况。其实，不光是患者会有这种想法，我上学的时候，教科书上也这样讲的：早孕期的胚胎，每 48 小时至少要有 66.6% 的增长。所以很多妇产科医生也会频繁地监测血 HCG 的情况。我并不否认这种监测方法，但是，我曾经亲身经历了两个患者治疗过程，颠覆了我对 HCG 增长的认识。虽然是个例，但是也是提醒我：**血 HCG 值只能是一个参考，胚胎好不好，最终还是要靠超声的情况判断。**

一例是一个卵巢早衰的患者，她在 24 岁时就出现了不明原因的卵巢功能早衰。她是真的早衰了，因为激素水平已经是绝经水平，只要不用激素替代，就不会来月经。这种患者，临床上只能是用雌孕激素做周期替代来维持正常的生理周期，怀孕对于她来说基本就是奢求了。但是，可能也是因为她真的很年轻，在 28 岁那年，很偶然的一次同房之后，居然自然受孕了。这个喜讯无疑让她和我欣喜若狂，但是经过监测血 HCG，从 35 天到 43 天到 46 天，血 HCG 值都在 4000 ～ 5000 徘徊，并没有明显地增长。当时我就在想，完了，这次肯定不成了。即便如此，在停经 46 天的时候，我还是建议她做了一个超声检查，让我意外的是，超声居然看见胎芽、胎心了！后来我还让检验科核查了一下最后采血验 HCG 的血样，结果并没有问题，可以排除实验室误差。这个病例让我对血 HCG 监测评价胚胎情况产生了一定的质疑。两年后我又遇到了一位"试管"移植成功后的患者，监测血 HCG 增长也不满意，但是最后超声仍然提示胚胎生长良好。这两个患者最后都成功分娩了。

另外还有一种比较罕见的情况，就是胚胎的延迟着床。目前机制还不甚清楚，但是也可能会出现血 HCG 值与移植后的天数不相符的状况。

所以，"试管"移植成功后，大家无须频繁地监测血 HCG 的情况，一般一周查一次即可，只要 HCG 没有出现下降，即便增长不尽如人意，也千万不要私自停药，还是要以超声的诊断为主。一般移植后 4 周建议进行超声检查，如果能看见胎芽胎心了，此后只要用超声监测胎芽的生长速度和胎心即可，无须再监测血 HCG 的情况了。

对孕酮的监测也是如此，只能作为参考，孕酮值的高低亦不能代表胚胎的状况，尤其黄体支持过程中，我们用了大剂量的外源性孕激素，本身是会影响人体自身孕酮分泌的，而且有一些孕酮的剂型，比如地屈孕酮，在血液中是检测不到孕激素水平的。

🦟 做"试管"就能规避胎停育的风险吗？

很遗憾，不能。即便三代"试管"技术下移植了经过 PGS 检测的囊胚也不能规避胎停育的风险。

大家可以回想一下之前咱们讲过的复发性流产的病因，如果是因为自身解剖因素、自身免疫性抗体阳性、血栓前状态等因素，那么即便是做了"试管"，这些影响因素也还是存在的。那么，针对不同病因的预防、治疗用药，就一样也不能少。比如改善血栓前状态的低分子肝素、小剂量的阿司匹林；比如改善免疫抗体阳性的羟氯喹，以及纠正抗核抗体阳性的泼尼松，等等。

另外，对于曾经有过晚期流产或者早产史的患者，如果明确诊断为宫颈机能不全，那么移植成功后仍然会面临这样的风险。从预防的角度讲，就需要在孕 12 ～ 14 周进行宫颈环扎手术，避免在妊娠中晚期再次出现意外。

🦟 胚胎会被冻死吗？最长能冷冻多久？

胚胎是不会被冻死的。

胚胎冷冻保存技术是指将胚胎置于超低温环境，即液氮、–196℃中冷冻保存，待需要时再将冷冻胚胎解冻复苏用于胚胎移植的技术。**胚胎采取的玻璃化冷冻技术目前已经很成熟了，对胚胎几乎没有损伤；而且，解冻复苏的成功率高达 95% 以上。**

胚胎的冷冻时长目前没有指南规定上限。《冷冻胚胎保存时限的中国专家共识》推荐，胚胎冷冻的年限以 6 年之内为宜，最好不要超过 10 年。我经历过移植成功的、冷冻时间最长的是 12

年。是不是会有一种穿越的感觉？这个生命其实 12 年前就"诞生"了，但是 12 年后才得以出生。

近年来，随着"试管婴儿"技术的逐渐改善，加之不孕率的逐年增高，使得各个生殖中心冷冻胚胎数量不断增加，其中不少胚胎被冷冻保存数年。在数量庞大的冷冻保存胚胎中，有大量的"无主胚胎"和未续缴冷冻保存费的"欠费胚胎"，给各生殖医学中心造成了不小的负担并占用了大量社会医疗资源。

作为医院，因为怕引发医患矛盾和伦理争议又不敢强制销毁这些胚胎。所以，还是要呼吁大家，如果经过努力，得到了珍贵的冻存胚胎，时机成熟还是尽早移植，也是为了避免高龄孕妇带来的产科风险；如果解决了生育问题，没有了再生育的打算，也要尽量跟生殖中心沟通，或者按时续缴胚胎冻存费用，或者及时处理冷冻胚胎。

产检篇

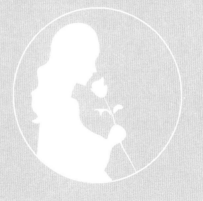

经历了或顺利或漫长的备孕过程，不管之前带给你的是泰然自若，还是身心俱疲，恭喜你，终于成功地进入了下一个征程！给自己发一个小小的证书纪念

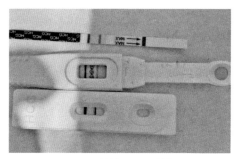

▲ 呈阳性的早早孕试纸

一下吧！就算对曾经备孕的日子的一个留念。

很多宝妈再次生育前都会偷偷地想：我都生过一个健康的宝宝了，再怀孕自然是轻车熟路了，产检还有那么重要吗？我是不是能偷偷懒了？

有这种想法的不占少数。其实不能说完全不对，毕竟有过头胎的经历了，在产检流程上，自然是比较熟悉的，也可能有了自己信任的医生，没有了一胎时的紧张焦虑。但是，从产检的内容和每个阶段的完成度上，应该是一点也不能松懈的。随着年龄的增长，你的身体不断发生着变化，机能也在衰退，所以，在二胎、三胎的征程上可能会出现新的问题，仍然要关注每一个阶段的产检项目，以便及时发现问题。

下面，我们就正式进入新的篇章——产检篇。

第一章

早孕期

🦟 二胎三胎的孕期跟头胎比，会有区别吗？

人往往都会有这样的思维定式，愿意把现在拥有的和曾经拥有的进行比较。

比如现在怀上二胎了，就要跟头胎时比比，看看反应有什么不同；等孩子出生以后也要无时无刻跟大宝对比，看看眼前的两个孩子有什么不同。

从生理上，二胎三胎的早孕反应跟头胎比不会有太大的区别。主要是一些比较常见的早孕期的症状，比如爱睡觉、乏力、头晕、腰酸、肚子坠胀、不舒服，等等。

但是，如果头胎早孕反应特别重，到了这胎几乎没什么反应，你会有什么样的猜测？"我的孩子是不是不好了？""怎么这次一点反应都没有？""老大反应重，是女孩，这次都没什么反应，是不是就是男孩儿了？"

其实这两种想法都没有什么科学依据。**早孕期，你的胚胎好不好，是不能以症状来判断的。**

比如早孕反应有或没有，乳房胀或不胀，或者前几天还恶心、吐得厉害，这几天突然就好了……这些症状的变化都不足以说明你的胚胎好还是不好。早孕期胚胎是否茁壮生长一定要靠超声检查这个金标准，只要胎心在，不管你有没有反应，胚胎都一定没有问题；但是就算你反应再重，如果超声看不见胎心或者原来已经有的胎心搏动后来又消失了，都说明你的胚胎出了问题甚至已经发生胎停育了。再者，两胎的早孕反应轻重不一就意味着换性别了吗？这也没有什么科学依据，因为早孕反应确切的原因目前也并不十分清楚，可能跟 HCG、雌激素等激素水平升高有关，也可能跟甲亢、葡萄胎等疾病有关系，但是跟所怀胎儿的性别是没有关系的。

此外，**上一胎如果是剖宫产，这次一旦受孕成功，在 6 ～ 7 周时，一定要做超声检查，确定妊娠囊着床种植的位置，排除是否有瘢痕妊娠的问题。**头胎怀孕时因为子宫上没有瘢痕，这一点是无须担心的。如果不幸运，出现了瘢痕妊娠就非常危险，需要进一步处理了。

另外，就是心理状态的差别。怀头胎时，有人是因为觉得自己年轻，没有经验；有人是经历了漫长的备孕过程，好不容易怀孕；有人是不了解漫漫孕期，不知道会经历什么；有人是担心宝宝的安危……总之，可能会因为某种原因，出现紧张、焦虑的情绪，尤其在早孕期，一点小状况都会让自己有如临大敌的危机感，而等到了中孕期，一切平稳，产检顺利后，这种心理紧张的状态才能慢慢缓解。但是对于再次怀上宝宝的人来说，由于有了此前怀孕、分娩的经验，情绪上会更放松一些，对待产检的过程可能会更从容一些。不过这些所谓的"经验"有时也可能会让一部分宝妈放松警惕，认为自己曾经生育过健康的孩子，再次怀孕也不会出问题，从而轻视了按时产检的重要意义。而随着年龄的增长，尤其对于高龄孕妇，孕期出问题的风险还是会增加的。

所以，**不要被所谓的"经验"误导，即便是二胎三胎，也是要按时严密产检的。**

✂ 二胎三胎的早孕期必做的检查项目有哪些？

当验孕试纸阳性后，如果没有异常情况，比如腹痛或者阴道出血；同时，既往没有过复发性流产病史；无严重内科合并症，那么可以暂时不用着急就诊，亦无须常规查血 HCG、孕酮等。月经规律的情况下，停经 6～8 周行首次超声检查即可，目的是确定妊娠囊着床位置，排除宫外孕，以及确定是否有胎芽及胎心，明确胚胎状况，同时，测量胎芽大小，核对孕周是否准确。对于月经周期不规律，或者末次月经不详者，可以用超声测量的胎芽大小来推算末次月经的时间以及计算怀孕天数。

但是，对于既往有复发性流产、胚胎停育或者明确诊断为黄体功能不全者，需要试纸阳性后尽早到医院就诊，监测血 HCG 以及孕酮的情况，必要时给予孕激素类的药物进行黄体支持治疗；同时也要根据此前查明的复发性流产的病因，给予相应的药物治疗，比如阿司匹林、低分子肝素、羟氯喹、泼尼松等，起到预防再次胎停育的作用。

第二个早孕期必做的检查，就是 11 ～ 13^{+6} 周需要进行的 NT 检查，也称胎儿颈部透明带厚度的测量。正常值不能超过 2.5 毫米，这个检查的重要意义在于，它是胎儿染色体是否有异常的最早的一个筛查指标；并且这个时期需要测量一下胎儿的头臀长，可以用于进一步核准孕周。如果 NT 值正常，可以进入下一步产检流程；如果 NT 值有异常，就需要进一步做绒毛穿刺活检或者羊水穿刺进行染色体的产前诊断了，明确胎儿染色体是否有异常。

❧ 二胎三胎早孕期会遇到哪些特殊情况，需要及时去医院就诊？

腹痛、阴道出血：宫外孕、先兆流产、胚胎停育、宫颈因素等原因，均有可能引起症状，需要及时就诊，排查原因。不过，这里需要强调一点，早孕期一旦受孕成功后，由于子宫、盆腔的血运就会变得很丰富，有可能会增加盆腔静脉淤血的问题，就可能会出现下腹微微坠痛、酸胀等不适的感觉，甚至可能还有一点牵拉或者针刺样的疼痛。这种不适感一般不会逐渐加重，持续几分钟就能明显缓解，所以不用紧张。我们说的有意义的疼痛是指持续加重不缓解的腹痛，或者伴有明显的肛门坠胀感。这种强度的腹痛，是需要去医院就诊的。

剧烈的妊娠呕吐：一般早孕反应 6 周开始出现，8 ～ 10 周症状明显加重，12 周后自行缓解。如果症状明显，频繁恶心、呕吐，无法正常进食，要及时就诊行尿常规以及电解质检查，如果尿酮体阳性，尤其是两个加号以上，电解质紊乱，需要及时静脉补液进行营养支持治疗。

✈ 二胎三胎妈妈，如何兼顾高龄早孕与职场奋斗？

高龄女性受孕本身就有一定的难度，那么一旦怀上了，如何平衡怀孕和工作这双重压力呢？

想跟大家讲讲我接诊过的一个患者。她从 25 岁研究生毕业后步入职场，一路披荆斩棘，平步青云，事业上风生水起。在外人眼中，她是妥妥的职场精英，32 岁结婚后也没有停止事业前进的脚步。

但是，大家看到的都是她光鲜亮丽的一面，殊不知，为了一个又一个自认为停不下来的项目，从 25 岁到 35 岁十年期间，她做过 3 次人流。原因很简单，就是不想停下晋升的脚步。

到了 37 岁，觉得实在不能再拖了，家里也催得紧，这才不得不加入高龄备孕的行列。尝试了快一年，还是没有任何进展后，她自己很疑惑，为什么从前不想要孩子，一个又一个地来。自以为的易孕体质，现在怎么就不灵了呢？

于是，38 岁时，带着各种不解，她走进了我的诊室。其实她的病情并不复杂，做了个输卵管造影就发现双侧输卵管已经不通了，而且由于高龄，抗苗勒氏管激素（AMH）只有 0.9 了。

这对于她来说，无疑是晴天霹雳，好在这么多年的职场打拼，原始积累还是很丰厚的，于是她很快走进了"试管"的流程。一切还算是顺利，第一次取卵就取到了 9 颗卵子，最后培养出了 2 个囊胚，2 个胚胎。这对于 38 岁的年龄来说，成绩已经很不错了。间隔了两个月，身体状况一切安好，就安排了解冻移植。要说老天还是很眷顾她的，第一次解冻移植了 2 枚囊胚，12 天后验孕就成了。这一切对于她来说，无疑都是非常顺利的。接下来，就进入到了最后一个步骤，黄体支持保胎阶段。

也许"试管"的流程对于她来说，实在太顺利了，也可能是对自己太过自信了，接下来发生的一切，是让我也始料不及的。移植后 28 天超声检查，如期看见了胎芽胎心，让她觉得万事大吉，于是她那个不安分的心又躁动了起来。之前的确因为"试管"的流程，让她丢掉了好几个重要的项目，不甘人后的她，在超声看见胎心后，立刻全身心地再次投入到工作中。

我反复劝过她，这一路走来不容易，还是要多休息，工作是永远也忙不完的。但是她也很无奈，跟我说，她的工作就是逆水行舟，如果再不把工作捡起来，很快就会被后起之秀取而代之。在怀孕 7 周的时候，外地有一个项目，她必须要出差。我千叮咛万嘱咐，一定要带足了药，好好吃药，好好睡觉。结果，她一样也没有做到。先是到了地方才发现保胎最重要的阴道用的黄体酮凝胶雪诺酮忘带了，于是电话求助我，我告诉她这个药一天都不能停。要不就在当地找地方买，要不就近找一家医院，肌肉注射黄体酮，总之，这类孕激素是一天都不能断的。但是，因为项目太忙，她不眠不休，连续工作了 12 个小时，既没有找地方买药，也没有找医院注射黄体酮。她的想法就是，这一趟短差，两天就结束了，断个一两天药也是无足轻重的事。

这是她犯的一个致命的错误。因为她是用的激素替代周期移植，自己本身是没有排卵、没有黄体形成、没有雌孕激素的分泌的。在怀孕 8 周之前，胎盘功能没有完善之前，所有支持胚胎生长的雌孕激素来源于外用药物的补充，断了一天的黄体酮，就相当于断了胚胎生长的粮道。这种打击无疑是致命性的。果不其然，在她工作结束，返回北京的第二天，就开始出现阴道出血，即便加大了保胎药物的剂量也无济于事了，第4天就发生了自然流产。

看到这里，大家是不是都在扼腕叹息？的确太可惜了，她自己也悔不当初。为了避免悲剧再次发生，她不得已辞掉了现在的工作。后来过了三个月，准备了第二次解冻移植，但是第二次就没有那么幸运了。移植没有成功，只能一切从头再来，还得继续把促排、取卵的步骤重新再走一遍。

她的例子其实并不多见，毕竟，不遵医嘱这件事，不是谁都敢做的。但是，在临床中能见到的，不愿意为了怀孕放弃职场奋斗的人比比皆是。

我也不是说怀孕了就要放弃工作，只是我经常会劝这些职场精英，工作是永远做不完的，地球离了谁还不照转呢？这个工作，你不做，自然会有人去做，即便在这个过程中，你可能会失去升职加薪的机会，可是失之东隅，收之桑榆呀！工作的机会失去了以后可能还会再有，但是，生孩子这件事，在高龄这个阶段如果不再最后搏一把，可能就真没有机会了。

这里还要告诉大家一个秘密，一旦怀孕，如果你有先兆流产的症状，哪怕仅是怀疑宫腔内积血；或者有严重的早孕反应，或者但凡其他任何不适，都可以跟医生沟通，医生会根据你的情况，合理开具休假的假条。这样，你休息得也算有理、有利、有节。千万不要为了工作，把自己全身心压上去，殊不知工作可以别人完成，但生孩子这件事还是得自己亲力亲为呀！

✿ 抽烟喝酒、熬夜工作却意外怀孕怎么办?

关于抽烟、喝酒的问题,如果你要处在一个计划内的备孕阶段,大家基本都能做到尽量远离烟酒,尤其作为男方,"封山育林"这四个字无疑成了为自己挡烟挡酒最有力的武器。

烟酒的困扰往往见于突然发现意外怀孕的人群。一旦发现月经没来,大家第一个想法就是拿个验孕棒试试,是不是怀孕了。而如果试纸一出现阳性,这时候你的反应,要不就是惊喜,要不就是惊吓!大家都会回过头想想,"中招"之前自己都经历过什么?抽烟?喝酒?熬夜?感冒?吃药?体检做了胸片?前阵子胖得太多,吃了减肥药?

完了,这么多问题,越想越严重,越想越害怕,会不会影响到孩子?会畸形吗?会变傻吗?一个个想法立刻纷至沓来。

事无绝对,我们来具体分析一下。

首先是男士的不良因素的接触,主要就是抽烟、喝酒、熬夜、工作压力大等问题。但是,要知道,**每一次授精其实都是大浪淘沙的过程,一般来说只有最优秀的精子才能使卵子受精**。所以一旦怀孕,也就意味着大自然筛选出了一颗足够优秀的精子。不过,一旦老婆怀孕,作为老公,就要在孕妇面前有所节制了,一定不能让孕妇有过多的二手烟接触,因为吸入二手烟的危害其实跟孕妇本人吸烟没有太大的区别。

对于女性来说,如果意外怀孕,同样也可能面临之前不经意中接触到的不良因素的影响。比如吸烟。烟中的有害成分有1000多种,其中尼古丁、焦油甚至是危险的致癌物。在备孕状态下,烟中的有害成分可能会影响卵子质量,造成怀孕困难;即便怀孕，也有可能会造成胚胎质量下降，增加流产的风险；而且烟中的有害成分可以通过胎盘影响到胎儿，导致胎儿畸形或者胎儿生长受限；并且，这些有害物质可能会造成孕妇全身小血管的痉挛，增加孕妇患妊娠期高血压甚至胎盘早剥的风险。

再说说喝酒。酒中最主要的成分乙醇，可以通过胎盘透过胎儿的胎盘屏障，从而影响胎儿大脑甚至智力的发育。综合上述的诸多危害，在怀孕状态下，为了规避风险，是一定要远离烟酒的。

但是，在早孕期，尤其是在自己不知道怀孕的情况下，有了烟酒的接触，宝宝就一定会有问题吗？因为这些风险，就选择终止妊娠吗？其实，倒也大可不必。

任何不良因素的接触，对胎儿的影响是有剂量累积效应的。即接触的时间越长、剂量越大，出问题的概率也就越高，反之，如果是少量的、短时间接触，对胎儿的影响甚至是可以忽略不计的。比如，在同房前后的一两杯酒，大家实在不用因为这点酒纠结，后面及时止损，避免有继续的接触就好了。

医生是不会因为有烟酒的接触，就建议你终止妊娠的，原因主要有两点。一是因为这些不良因素的接触对于胎儿的影响是没有办法量化的，不是说你有了烟酒等不良因素的接触，孩子就一定有问题，退一万步讲，即便你没有任何不良因素的接触，我们也不敢保证孩子一定没有问题。毕竟人群当中就有一定的胎儿异常发生率，并且，随着孕妇年龄的逐渐增长，胎儿异常的比例还会明显增加。

总之，**不管有没有不良因素的接触，都是需要严格产检的。**只是有了不良因素的接触，你的产检可能会更加严格并且需要

高龄孕产也轻松——从初产到三胎

承担一定程度的风险。严格的产检会做到及时发现问题、解决问题。

还有就是大自然的优胜劣汰法则会起作用。**如果胎儿已经受到了大量不良因素的影响，很可能会以流产或者胚胎停育的形式被自然淘汰掉。**如果后面的产检过程一切正常，并未出现严重的胎儿畸形问题，那基本说明之前不良因素的接触是不足以致畸和引起严重后果的。

另外，还有孕妇咨询我，怀孕后能吸电子烟吗？

肯定也是不可以的。我觉得电子烟可能是一个比较自欺欺人的发明。首先，电子烟中也是含有尼古丁的。它通过雾化系统，让尼古丁进入人体，其危害其实是等同于吸烟的；其次，电子烟中含有大量丙二醇，也可以作用到呼吸道，引起呼吸系统疾病，并可能造成胎儿处于缺氧状态，增加胎儿生长受限的风险；再次，电子烟上市的年限并不长，目前还缺乏对孕妇和胎儿影响的循证医学证据。

❦ 有基础疾病的孕妇，知道怀孕后应该做什么？

备孕人群，大多数是身体健康，没有基础疾病的女性。但是，在此前的备孕篇我们就讲过，从优生优育的角度出发，一定要重视备孕体检，以便于及时发现基础病，尤其是有糖尿病、高血压等内科疾病家族史者，第一胎怀孕过程中出现合并症者、曾患传染性疾病者，有家族遗传病史者，有免疫系统、血液系统疾病者等人群，更应该重视了解目前的疾病状况，及时评估一旦怀上，能不能耐受怀孕和分娩；如果能够耐受，孕期需要严密产检；

如果疾病严重，不能耐受怀孕的过程，需要及时终止妊娠，以免出现严重的母儿并发症，甚至危及生命。

这里我们列举一些常见的基础疾病，盘点一下如果一旦怀孕，在孕期产检过程中需要重点关注哪些内容。不过，这部分内容对于大家来说可能会有一点难，如果大家真的在孕前就知道自己有基础疾病，发现怀孕时一定要及时告知医生，甚至孕期需要在内科医生和产科医生双重保障下才能安全度过。

糖尿病。

糖尿病的发生可能会有一些高危因素，比如肥胖（尤其BMI超过30）、直系亲属有糖尿病家族史、怀第一胎时曾经有过妊娠期糖尿病或大宝是超过4千克的巨大儿、多囊卵巢综合征等。

这类人群在备孕时，就需要做空腹血糖、糖化血红蛋白甚至非怀孕状态下的口服糖耐量试验，来了解自己在没有怀孕之前是否就有糖尿病的问题。一旦诊断了糖尿病，计划备孕就要监测一下血糖控制的情况。如果血糖控制良好，是可以考虑常规备孕的；如果血糖控制不理想，就得缓缓。因为如果血糖控制得不好，怀孕早期流产及胎儿畸形发生率就会明显增加。糖化血红蛋白是评价血糖控制情况的有力指标，它可以反映出最近两个月机体的血糖情况。一般要求糖化血红蛋白控制在6.5%以下；如果使用胰岛素者，糖化血红蛋白需要控制在7%以下，才可以考虑备孕。如果血糖控制不良，尤其糖化血红蛋白超过8.5%，或者糖尿病已经严重到出现了视网膜病变或者合并肾功能异常，这些情况都是要暂停备孕，积极用药控制血糖的。

还有一类人群，由于某种原因，比如意外怀孕，在怀孕之前并没有做过系统的血糖检查，但是存在上述提到的高危因素，一旦受孕后，首次产检时就需要明确是否存在糖尿病的问题，比如，如果空腹血糖 ≥ 7.0 毫摩尔 / 升、或者随机血糖 ≥ 11.1 毫摩尔 / 升、或者口服葡萄糖耐量试验（OGTT）服糖后 2 小时血糖 ≥ 11.1 毫摩尔 / 升。存在上述任何一种异常，都可以诊断为孕前糖尿病（PGDM）。

此外，最常见的血糖异常人群就是，孕前进行过系统检查，提示血糖是正常的，但怀孕以后由于胎盘本身能分泌很多抗胰岛功能的激素，从而出现孕妇的血糖异常。这种孕前正常，但怀孕之后才被诊断的糖尿病被称为妊娠期糖尿病（GDM）。

不管是孕前糖尿病还是妊娠期糖尿病，在怀孕阶段都是需要严格控制和监测血糖的。孕期血糖控制不良，可能会出现一些严重的母儿风险。比如，可能会增加孕妇的妊娠期高血压病、羊水过多、酮症酸中毒、产后伤口愈合不良等风险；对胎儿来说可能会出现巨大儿、胎儿生长受限、胎肺发育不成熟等问题。

所以从糖尿病的孕期管理来说，严格的血糖控制和监测是至关重要的。血糖的控制主要通过以下 3 个方面：

一是严格的饮食控制。饮食可以分早、中、晚三顿正餐以及两顿加餐；每日总碳水化合物的摄入量不低于 150 克，可以选用低升糖指数的碳水化合物，比如粗粮、红薯等，大致均匀地分配到三顿正餐中；控制水果的摄入量；注意叶酸的补充；注意饮食结构的多元化，保证每日蛋白质、脂肪、维生素的摄入量。这样讲可能会比较空泛，以下是糖尿病饮食食谱以及水果升糖指数的列表，供大家参考一下。

二是适当的运动。我们称之为运动疗法。研究表明，孕期适当的运动，是可以有效控制血糖的。但是，在运动之前，要排除一下运动的禁忌证，比如1型糖尿病合并妊娠、心脏病、视网膜病变、多胎妊娠、宫颈机能不全、先兆早产或流产、胎儿生长受限、前置胎盘、妊娠期高血压疾病等。

妊娠期糖尿病一周食谱

时间	早餐	加餐	午餐	加餐	晚餐
星期一	脱脂牛奶 水煮鸡蛋	苹果	杂粮饭 豆腐瘦肉汤 炒青菜	无糖酸奶	杂粮饭 水煮冬瓜 黄瓜炒肉
星期二	豆浆 杂粮包	火龙果	杂粮饭 西红柿炒蛋 炒青菜	杂粮包	杂粮饭 炒豆芽 素炒三丁
星期三	鸡蛋羹 （1个鸡蛋） 杂粮包	西红柿	杂粮饭 木耳炒肉 炒青菜	苹果	杂粮饭 清炒四季豆 炒青菜
星期四	煮玉米	梨	杂粮饭 黄瓜炒蛋 炒青菜	桃	杂粮饭 盐水虾 炒青菜
星期五	无糖酸奶 水煮鸡蛋	杂粮包	杂粮饭 清炒莴笋 炒青菜	柚子	杂粮饭 水瓜汤 辣椒炒油豆腐
星期六	无糖酸奶 全麦三明治	苹果	杂粮饭 清炒西兰花 青椒炒肉	麦麸饼干	杂粮饭 烂茄子 蘑菇汤
星期日	面条	麦麸饼干	杂粮饭 清炒荷兰豆 炒青菜	苹果	杂粮饭 鸡蛋干炒肉 黄瓜蛋汤

高龄孕产也轻松——从初产到三胎

常见水果的血糖指数（GI值）

慎重食用		推荐食用	
食物名称	相对较高的 GI 值	食物名称	低 GI 值
香蕉	52.0	樱桃	22.0
奇异果	52.0	李子	24.0
杧果	55.0	柚子	25.0
葡萄干	64.0	桃子	28.0
菠萝	66.0	梨	36.0
西瓜	72.0	苹果	36.0
		葡萄	43.0
		柳橙	43.0

运动也要有一些注意事项需要大家遵守。

应选择一种低至中等强度的有氧运动，主要指**由机体大肌肉群参加的持续性运动**。其实最简单的就是步行或者瑜伽、游泳等项目。运动时长可自 10 分钟开始，逐步延长至 30 分钟，其中可穿插必要的间歇，一切以自己的体力条件为准；可以在每顿正餐进食结束 30 分钟后进行，每次运动时间控制在 30 分钟左右。**运动时应随身携带饼干或糖果**，有低血糖征兆时可及时食用。如果运动期间出现腹痛、阴道流血或流水、憋气、头晕眼花、严重头痛、胸痛等情况应立即停止运动，及时就医。

经过严格的饮食控制以及运动疗法，90% 以上的妊娠期糖尿病患者血糖都能得到良好的控制，但是会有一部分孕前糖尿病或者妊娠期糖尿病，**血糖仍达不到控制标准时，应及时加用胰岛素**

或口服降糖药物进一步控制血糖。大家不用对胰岛素的应用有太多顾忌，胰岛素对于孕期来说是安全的、不增加致畸风险的。而如果血糖未达到控制标准，拒绝胰岛素治疗，血糖持续异常更危险。如果有使用胰岛素的指征，一定严格按照医生的指导，合理用药、严格监测血糖。

曾经的观念认为，在孕期控制血糖只能选用胰岛素，但是近年来研究发现，二甲双胍在妊娠早期应用对胎儿也无致畸性，对多囊卵巢综合征的治疗、早期妊娠的维持血糖有重要作用。但是二甲双胍不能自行服用，一定要遵医嘱。

上述的种种努力，目的都是把血糖控制在正常的范围内。那么，孕期血糖的标准是什么呢？

对于孕前糖尿病者，早孕期血糖控制不宜太过严苛，以免发生低血糖；空腹血糖宜控制在 3.3～5.6 毫摩尔/升，餐后 2 小时血糖控制在 5.6～7.1 毫摩尔/升，糖化血红蛋白控制在 6.0% 以下。而对于妊娠期糖尿病患者，血糖应控制在餐前及餐后 2 小时血糖值分别为 ≤ 5.3 和 6.7 毫摩尔/升；夜间血糖不低于 3.3 毫摩尔/升；糖化血红蛋白宜 <5.5%。

另外，在孕期除了要严格控制和检测孕妇的血糖外，**还要严密观察胎儿的状况**。因为胎儿的情况实际是血糖控制情况最直接的反映，尤其是胎儿重要径线的生长速度，如果胎儿相较于孕周长得过快或者过慢，都要考虑到血糖控制不良的问题。而且，孕妇出现血糖问题，尤其是孕前糖尿病，到中孕期时胎儿都需要进行胎儿超声心动检查，来明确胎儿心脏发育状况。

高血压。

对于高血压，尤其是跟怀孕相关的血压升高，我们称之为子痫前期。这也是有发病的高危人群的：比如年龄 ≥ 40 岁、超重或者肥胖状态，体重指数（BMI）≥ 28，家人或者自己怀大宝的时候曾经有过血压升高甚至子痫前期的历史，或者有其他内科疾病的病史，如肾脏疾病、糖尿病、系统性红斑狼疮、抗磷脂综合征等。具有这些高危因素的人，如果计划再次备孕，一定要在怀孕之前就要重视血压的监测。一旦在怀孕前就诊断了高血压，怀孕后血压可能会进一步升高。曾经在怀大宝的时候就得过重度子痫前期，再次怀孕后复发的风险也会明显增高。所以，预防血压升高是一项非常重要的工作，推荐口服钙剂，至少为每天 1 克，以预防子痫前期；也可以在怀孕 12 周之后开始服用小剂量阿司匹林，维持到孕 28 周。

如果孕前诊断了高血压，需要用药物控制血压的人，在计划备孕的时候，就需要换成孕期可以用的降压药。

对于孕期血压升高，或者存在可能造成血压升高的高危因素的人，生活细节也要重视。一是要休息好，避免过度劳累；睡觉时以侧卧位为宜，至于左侧还是右侧卧就以自己舒服为主了；保证充足睡眠；另外很重要的一点，就是在保证营养均衡的基础上要适度限制食盐的摄入。

同时，怀孕后要注意观察自己是否有不舒服的症状，比如头晕、胸闷、眼花、右上腹部不适，但凡有不适症状一定及时测量血压或者到医院就诊；产检过程中，注意每一次产检的血压测量以及尿常规中尿蛋白的变化。如果出现血压进一步升高，或者尿蛋白出现了阳性，医生一定会进行干预，而你要做的，就是有任何不适及时告知医生，并且有良好的依从性，接受医生的意见。

甲状腺异常。

最新的流行病学调查显示，近些年来，甲状腺疾病的发病率正显著增加，中国的甲状腺疾病总患病率接近 20%。常见的甲状腺疾病包括甲状腺结节、甲状腺功能亢进症、甲状腺功能减退症、桥本氏甲状腺炎甚至甲状腺癌等疾病。

一旦出现甲功异常，不管是在备孕期，还是在怀孕状态下，都可能会对宝宝造成严重影响，比如流产、胚胎停育、早产，胎儿智力以及骨骼的发育也可能会受到影响。因此，现在指南推荐，国内有条件的医院和妇幼保健部门对计划怀孕或者怀孕 8 周以前的孕妇，都需要开展甲状腺疾病筛查。筛查指标常用血清促甲状腺激素（TSH）、血清游离甲状腺素（FT_4）、甲状腺过氧化物酶抗体（TPO-Ab）。

备孕阶段如果甲功异常，应该及时进行药物干预，尽量使甲功恢复正常后再考虑怀孕；而孕前诊断为甲亢、甲减、甲状腺炎者，一旦受孕成功，应尽早进行甲功复查。如有异常，及时调整药物剂量纠正甲功，并且整个孕期定期复查甲功，严密监测。

不过这里有一种特殊情况需要大家关注一下：如果备孕阶段甲功筛查提示一切正常的，怀孕后在早孕期早孕反应比较严重的情况下，如果出现促甲状腺激素 <0.1，或者游离甲状腺素轻度升高时，有可能是妊娠相关的一过性甲亢。此时大家不用着急，暂时可以无须用药，4 周后或者过了早孕期，早孕反应缓解后再次复查甲功，基本是能恢复正常的。

贫血。

在备孕体检的时候，血常规中有一项叫作血红蛋白，是评价有无贫血的重要指标。正常成年人血红蛋白要达到 110 克 / 升以上，**如果在备孕阶段就有贫血发生，一定要引起重视，最好待贫血纠正后再考虑怀孕。**

备孕时即有贫血，那么一旦受孕，贫血会越来越重。究其原因，一是怀孕后血容量会逐渐增加，尤其怀孕 32 ～ 34 周，孕妇的血容量会达到峰值，血红蛋白会进一步被稀释，出现稀释性贫血；二是因胎儿造血的需要，怀孕的过程会逐步消耗孕妇体内的储备铁；三是孕妇本身的生理需铁量也会逐渐上升；四是分娩时的失血，也有可能会增加孕妇贫血的风险。在孕期出现的贫血一定要及时纠正，不然，有可能会增加流产、早产、胎儿生长受限的风险；分娩期贫血的产妇对失血的耐受能力差，会增加产后出血的严重程度；同时，贫血还会严重影响产后的恢复，增加伤口或者产褥期感染的风险。

所以不但怀孕前就得纠正已有的贫血，怀孕以后也要努力避免贫血的发生。可以从以下几个方面做起：

一是要做到饮食均衡、营养丰富，避免挑食、偏食，尤其是富铁饮食，比如瘦肉、猪肝、鸭血等可以每周增加 1 ～ 2 次。

二是孕期定期产检，复查血常规，关注血红蛋白和铁储备的情况，如果出现铁储备下降甚至出现贫血的问题，要及时调整饮食，必要时用药纠正贫血。

三是当血红蛋白低于 110 克 / 升时口服铁剂，比如力蜚能、琥珀酸亚铁、升血宁等药物纠正贫血。补充铁剂时可以适当增加富含维生素 C 的蔬菜水果的摄入，帮助铁剂吸收。同时，补铁要避免与钙剂同服，以免影响铁吸收。并且，补铁时可能会出现便秘或者排便颜色发黑，这时可适当增加益生菌或者膳食纤维的摄入。如果贫血严重，还可以考虑铁剂静脉输入甚至输血的可能。

乙肝。

我国原本是乙肝大国，但是近些年，随着乙肝病毒免疫接种的全民普及，乙肝大国的"帽子"是可以摘掉了。

在计划备孕或者孕妇群体中，都要常规进行乙肝的筛查，主要通过"乙肝五项"来了解相关状况，分别为：乙型肝炎表面抗原（HBsAg）、乙型肝炎表面抗体（HBsAb）、乙型肝炎 e 抗原（HBeAg）、乙型肝炎 e 抗体（HBeAb）以及乙型肝炎核心抗体（HBcAb）。

这一连串的名字大家一定感到很困惑，而看见化验报告上有"阳性"字样，更是容易恐慌，怕自己感染了乙肝病毒。教大家一个小窍门，简单说，就是**要注意"抗原 Ag"和"抗体 Ab"的字样**。报告单上如果"抗原 Ag"是阳性，这肯定是不对的，证明你有了乙肝病毒的感染；但是如果"抗体 Ab"是阳性的，多数情况下是没有问题的，说明你的体内是有对抗乙肝病毒的保护性抗体的。

乙肝患者在计划备孕前，最好先去感染科或肝病科专科医师处评估肝脏功能。肝功能始终正常的感染者可正常怀孕，如果肝功能异常，需要进行积极治疗，待肝功能恢复正常，且停药后 6 个月以上复查正常，方可考虑怀孕。

而乙肝患者一旦怀孕后，产检过程中必须定期复查肝功能，尤其在怀孕早期和晚期。在孕期，由于激素水平的变化，孕妇肝脏负担加重，肝功能可能会逐渐变化。如果丙氨酸转移酶（ALT）升高但不超过正常值 2 倍（<80 单位 / 升）且无胆红素水平升高时，无须用药治疗，但仍需休息，间隔 1～2 周复查；如 ALT 水平升高超过正常值 2 倍（>80 单位 / 升），或胆红素水平升高，就需要求助传染科或者肝病专科医生进一步用药，必要时住院治疗，严重时甚至可能需要提早终止妊娠。

对于患乙肝的孕妇来说，其实最担心的还是宝宝出生后的感染。所以一定要做到预防在先，尽最大的可能保护新生儿免受感染。这就要求宝宝出生后一定及时做好主动和被动免疫工作。所谓的主动免疫，就是新生儿在出生后 12 小时之内必须及时注射乙肝免疫球蛋白，其有效成分就是对抗乙肝病毒的保护性抗体。理论上是越早使用保护效果越好。所谓的被动免疫就是按照出生后 0、1、6 个月，3 针方案全程接种乙型肝炎疫苗。对于早产儿，如果体重不足 2000 克，待宝宝体重超过 2000 克，一定要按上述方案尽早接种乙肝疫苗。

同时，有几个知识点，大家还要了解一下：

一是**剖宫产并不能降低乙肝病毒的母婴垂直传播**。所以大家不用为了防止分娩过程中乙肝病毒的母婴传播，而选择剖宫产终止妊娠。

二是**乙肝产妇的新生儿，只要经过正规的主被动免疫，即使是"大三阳"都是可以母乳喂养的**。有学者认为乳头皲裂、婴幼儿过度吸吮甚至咬伤乳头等可能将病毒传给婴幼儿，但这些均为理论分析，是缺乏循证医学证据的。

还有一个疑问是大家比较关心的，就是如果孕妇不是乙肝患者，但宝宝的父亲是乙肝患者，那孩子会被感染吗？

精液是不能引起胎儿感染乙肝的。但是宝宝出生后，父亲通常因照料宝宝而与其密切接触，可能会增加宝宝感染的风险。因此，宝宝最好在出生后尽早注射乙肝免疫球蛋白。同样，其他家庭成员如果是乙肝患者，且与宝宝有密切接触，宝宝最好也要注射乙肝免疫球蛋白，起到全面保护的作用。

梅毒。

梅毒作为一种性传播疾病，经常是让大家闻之色变的。它是由梅毒螺旋体引起的一种慢性传染病，可以造成多器官损害，对孕妇和胎儿均危害严重，可引起流产、死胎、早产、低出生体重儿等问题；感染了梅毒的产妇所产的新生儿，有 21% ～ 33% 的概率可能会发生梅毒感染，而如果通过及时的诊断和治疗妊娠合并梅毒，99% 的孕妇是可获得健康婴儿的。所以对于有备孕计划的人以及处于孕早期的孕妇，都需要常规进行梅毒筛查。

梅毒的化验报告，简单地说可以分为两个方面，即梅毒抗体（TPPA）和抗体滴度（RPR）。人体一旦曾经感染过梅毒，即便经过正规治疗，此后终身都会出现梅毒抗体阳性；但是梅毒是否处于活动期、传染期，就要结合抗体滴度来检查。如果仅仅是梅毒抗体阳性，而抗体滴度阴性，说明目前的梅毒是非活动期，相对是安全的；但是如果梅毒抗体阳性，同时出现抗体滴度阳性，就说明梅毒目前是处于活动期。

在备孕阶段，如果仅是梅毒抗体阳性，是可以正常开始备孕的；但是如果梅毒抗体 + 抗体滴度均为阳性，此时要暂停备孕，进行正规的苄星青霉素治疗，待抗体滴度转阴后再考虑继续备孕。

梅毒患者一旦受孕，为了预防胎儿感染梅毒或者新生儿感染，都需要尽早进行苄星青霉素的正规治疗。治疗结束后，孕期需要定期复查抗体滴度，如果转阴后再次出现复阳，还需要再次进行一个疗程的正规治疗。

孕期如果一直都是梅毒抗体单阳性，新生儿出生后就无须进行青霉素治疗了；但是如果梅毒孕妇在孕期没有接受正规治疗，或者治疗后抗体滴度再次出现复阳，新生儿出生后也需要接受青霉素治疗。

🦋 高龄孕妇都需要保胎吗？

一提到"保胎"这个词，大家首先想到的是什么？躺着？用药？

我觉得保胎这个问题对于高龄孕妇来说，需要具体问题具体分析。这里我将带大家理顺一下整个孕期能够遇见的需要保胎的状况，且不仅限于早孕期。

其一，**卧床休息保胎这件事，是不被提倡的。**原因在于，有很多临床观察数据表明，绝对卧床这件事，不管是对于早孕期的先兆流产，还是晚孕期的先兆早产，都是不能增加保胎的成功率的，反倒是长时间卧床，尤其是高龄孕妇，可能会增加下肢深静脉血栓的形成风险，严重者，如果血栓脱落，甚至可能会导致肺栓塞、脑栓塞而危及孕妇生命。但是，对于有一些特殊情况，比如早孕期有阴道出血的先兆流产症状、中孕期完全性前置胎盘状态、宫颈机能不全、晚孕期先兆早产等情况，是需要尽量减少活动，以休息为主的，但也不是说要绝对卧床，适当下床活动、床上翻身、活动下肢、按摩都是可以的。

其二，**保胎用药也一定要遵循原则，有指征才能用药。**大自然有着适者生存、优胜劣汰的法则，一般来说，如果宝宝是个强者，不用保，也能留得住，反之，强保也没什么意义，终究是留不住的。所以，没有指征的保胎一定是不推荐的。但是，同样有一些特殊情况，是需要考虑用药物预防、治疗的。常见需要药物保胎的，有以下几种情况。

一是曾经明确诊断过黄体功能不足病史，或者此次怀孕是药物诱导排卵受孕的，诱导排卵后可能会有黄体功能不足。此时，可以在验孕阳性后甚至监测到排卵以后就开始用孕激素类药物进行黄体支持，保胎治疗。由于高龄女性受孕能力下降，如果此次怀孕借助了辅助技术比如人工授精或者"试管婴儿"，尤其后者，一定是需要保胎治疗的。

二是在早孕期超声提示宫腔内积血甚至已经出现阴道出血、腹痛这类先兆流产的症状。

三是在怀孕之前已经诊断了宫颈机能不全，并且在中孕期做了宫颈环扎手术，术后为了抑制宫缩，需要用到保胎药物。

四是妊娠中晚期出现了有痛性宫缩。这种宫缩是不同于平时的无痛性生理性宫缩，一旦出现，是能让你感觉到疼痛的宫缩。如果在怀孕 35 周之前出现，还是需要及时用药抑制宫缩，避免发生晚期流产和早产的。

五是如果由于胎盘位置低，出现了产前出血，但是由于出血不多、孕周尚早，妊娠状态还需要继续维持一段时间，为了避免出血持续加重，此时必须用抑制宫缩的药物。

六是如果出现了 34 周之前的未足月胎膜早破，如果尚无胎儿宫内感染的迹象，为积极延长孕周，避免极早产儿的出生，在促胎肺成熟、预防感染的基础上，亦需要进行抑制宫缩、保胎治疗。

另外还有一些用药，不仅限于针对先兆流产、先兆早产，而在预防胎停育、复发性流产中也有应用，比如可以纠正血栓前状态、抑制抗磷脂综合征、预防妊娠期高血压疾病的低分子肝素、阿司匹林等，它们也可被归结到保胎的用药范畴。

所以，**对于高龄孕妇，是不是需要保胎，不能一概而论，有绝对指征的情况下，一定要用，如果一切安好也无须画蛇添足。**

🐝 高龄怀孕能"爱爱"吗？能运动吗？

关于孕期能不能有性生活，能不能运动这个问题，其实并没有高不高龄之分，倒是有孕周的要求。

性生活是维系两性情感的最基本要求，所以即便是在怀孕状态下，也是不可或缺的，但是一定要注意孕周和具体情况。早孕期，即怀孕 14 周之前，由于胎盘功能还不是很成熟，是不推荐性生活的；晚孕期，即怀孕 28 周之后，由于子宫大，张力高，如果有性生活，可能诱发宫缩，增加先兆早产、胎膜早破、感染的风险，所以性生活也是不推荐的。

但是，中孕期就是怀孕过程中相对舒服的时期了。这个时间段如果排除了胎盘位置低、宫颈机能不全、晚期先兆流产等问题，一切安好的情况下，是可以有性生活的。只是要注意掌握节奏和时间，动作要轻柔，时间不宜过长，过程中如果有任何不舒服，一定要及时停止。出现明显腹痛、出血、阴道流液、胎动异常等情况，都需要及时就医。

孕期能运动吗？传统观念中，对孕妇的锻炼都是持否定态度的，甚至有些老旧观念只希望婴儿健壮，最好能像年画娃娃一样，于是敞开了对孕妇进行营养补充，使得孕妇和宝宝的体重一发不可收拾。而"不动 + 多吃"，就可能会出现一系列连锁反应，比如增加孕妇患高血压、糖尿病、下肢静脉血栓等问题的风险；增加巨大儿、难产、剖宫产、产后出血等的风险。

孕期的科学锻炼其实是安全的。

临床观察试验证明，孕期定期进行中等强度的锻炼，并不增加整个孕期以及生产过程中不良事件的发生风险，而且胎儿也没有出现低出生体重以及营养不良的现象。即使在怀孕之前不运动的孕妇，在孕期也应该进行适当的运动，比如步行、跳舞、游泳等，尤其孕期瑜伽，可以有效减轻孕妇的心理压力，大家不妨试试。就算合并高血压、妊娠期糖尿病、肥胖等，也基本不影响孕妇进行适度的运动。

孕期锻炼还有很多好处的。

最明显的变化就是控制了孕期体重增加，有效控制胎儿体重，降低巨大儿风险，从而降低剖宫产以及产后出血率；对于患妊娠期糖尿病的孕妇，还能有效控制血糖；同时，可以缓解孕期腰背痛、盆腔痛和尿失禁等不适症状。而且，大家有没有觉得，如果每天进行适度的运动，可以让人保持一种积极向上的乐观态度，让你的生活也能充满阳光。相信肚子里的宝宝也能感受到你的这份愉悦的。

再说说多大强度的锻炼适合孕妇。

从中孕期开始，对于产检平顺，未见异常的孕妇，每天应进行30分钟中等强度的身体活动。一般为运动后心率达到最大心率的50%～70%，主观感觉稍疲劳，但10分钟左右恢复正常即可。最大心率可用220减去年龄计算得到，如年龄30岁，最大心率（次/分钟）为220-30=190，即活动后的心率以（95～133）次/分钟为宜。常见的中等强度运动包括：快走、游泳、打球、跳舞、孕妇瑜伽、各种家务劳动等。应根据自己的身体状况和孕前的运动习惯，结合主观感觉选择活动类型，量力而行，循序渐进。

孕期妇女的锻炼建议

项目类型	维持时间/频率	最佳强度	需避免事项
低冲击运动 走路、有氧操、动感单车、慢跑或游泳	20～30分钟，3～5天/周	控制心率（≤80% HRmax），运动速度处于刚刚能感觉到劳累的地步（柏格量表13～14分）或更多的谈话测试	高强度的锻炼（≥90% HRmax），长距离的跑步，有跌倒风险的运动，在地面或坚硬表面挤压身体的运动（跳跃或快速转换方向）或有生理学风险的运动（潜水）
强度锻炼 弹力带、哑铃、徒手训练	15～20分钟，3～5天/周	轻负荷（如，1～3千克的哑铃，10～15次，1～2组）	等长收缩肌肉锻炼，频繁的举重，高温瑜伽或普拉提
盆底肌训练	10～15分钟，3～5天/周	≈重复100次	咨询医生
结合低冲击运动和强度锻炼 例如，有氧操后跟着哑铃运动	45～65分钟，3～4天/周	咨询医生	咨询医生

注：HR_{max} 指通过年龄预测的最大心率（=220减去年龄）。

a. 适合锻炼的孕期指孕初期末（≈第12周）到孕期结束（第38～39周）这段时间。

b. 包括预热时间和休息恢复平静时间。

c. 柏格自觉吃力度量表（RPE）运动时评估疲劳程度，最低6分（非常轻松），最高20分（非常困难），一般维持在13～14分（有点困难）。

孕期运动时，要选择一个舒适的场所，保持衣物干燥，避免暴晒、潮湿。身边备水和食物，避免在运动过程中出现低血糖。孕期锻炼同时要考虑以下的绝对和相对禁忌证，大家可以对照参考一下。

孕期有氧运动的绝对禁忌证

- 伴有明显血液动力学改变的心脏病
- 限制性肺疾病
- 宫颈松弛或宫颈环扎术后
- 有早产风险的多胎妊娠
- 妊娠 26 周后的胎盘前置
- 中晚孕期持续出血
- 羊膜破裂
- 子痫前期或者妊娠期高血压
- 重度贫血

孕期有氧运动的相对禁忌证

- 贫血
- 未经评估的心律不齐
- 慢性支气管炎
- 控制不良的 1 型糖尿病
- 极度病理性肥胖
- 极度体重过轻（BMI<12）
- 既往一直有久坐不动的生活方式
- 胎儿宫内生长受限
- 控制不良的高血压
- 受限制的骨科疾病
- 控制不良的癫痫
- 控制不良的甲状腺功能亢进
- 重度吸烟者

高龄孕产也轻松——从初产到三胎

✈ 如何应对二胎三胎的早孕反应？

早孕反应这件事，真的是很多孕妇的梦魇。怀一胎的时候没有办法，总不能因为难受而轻易放弃宝宝，只能硬着头皮忍着。但是，如果怀了二胎、三胎就说不准了，毕竟已经有了大宝。我真的见过为数不少的孕妇，因为实在忍受不了早孕反应的痛苦，而无奈选择终止妊娠的。

不过，不是因为头胎的时候反应大，所以二胎、三胎反应就会更大，我也见过头胎吐得厉害，但是后面再怀孕几乎没什么反应的。

早孕反应个体差异很大，有人云淡风轻，几天就缓解了；但有人会旷日持久，甚至严重到需要住院、输液、营养支持治疗，甚至需要终止妊娠！症状也会略有不同，大多数早孕反应会表现为恶心、呕吐等消化道症状，但是其他各种各样的症状，比如昏昏沉沉、嗜睡、没有精神、头晕、乏力……

所以，能够平稳度过早孕反应最严重的阶段，是整个孕期一项非常重要的任务。这里，我想以个人经历来谈谈早孕反应的体会。

很不幸，我属于早孕反应非常严重的人。我可以以一位专业医生的严重早孕反应经历，给大家梳理一下怎么能挺过早孕反应这段艰辛岁月！

我的早孕反应出现得比较晚，大概 8 周才出现。因为我平时比较喜欢吃坚果，但是，你懂的，坚果里面的油脂含量很高，吃多了怕发胖，所以没怀孕的时候不敢吃，而刚刚查出怀孕的时候可就开心了。因为坚果里面含有丰富的多不饱和脂肪酸，对孩子大脑和视网膜的发育都有好处。打着为孩子好的旗号，给自己买了一大堆坚果，准备每天大快朵颐，想想就开心！

医生的工作特殊，在怀孕28周之前都是要正常值夜班的。最开始的一个月，也就是怀孕8周之前我基本都没有太大的反应，正常值夜班也不在话下，白天手术、门诊一个都不落。我心想，自己还算幸运，早孕期可以平稳着陆了。可是，好景不长，刚刚过了8周，情况就急转直下，别说我心爱的坚果，就是正常的饭都觉得难以下咽了！

没怀孕之前，我特别爱吃娃娃菜拌粉丝，辣椒油配蒜末，又香又辣，清脆爽口。这一道菜就着白米饭就能让我大大地满足。先生看我吃不进去饭，想着做个我爱吃的下下饭，结果，没想到一闻到生蒜的味道，便开启了我妊娠剧吐的漫漫长路。先是吃什么吐什么，然后是什么都吃不进去，从咽喉到胃，吐的时候"心如刀割"，不吐的时候"火烧火燎"；心里想着平时怎么鼓励孕妇来着？对！吃！吃进去的总比吐出来的多。但是，大约持续了3天就实在不行了。专业分析一下，如果继续吃，肯定继续诱发呕吐，而且，吐的比吃的多。于是果断给自己查了一个尿常规和电解质，果然，跟自己判断的一样，尿酮体4个＋，血钾3.2毫摩尔／升。标准的妊娠剧吐诊断。

于是，我可以名正言顺地跟主任请假了。在此后的3天禁食少量进水的情况下，静脉补充糖盐、电解质、B族维生素……慢慢地，尿酮体转阴了，状态也稍稍好转了。当时科里缺人，但主任依旧为了照顾我让我休了3周病假。在休假期间，虽然依然是很难受，人也没有精神。但是，我不断告诫自己，你不是林妹妹，要坚强，不能时时想着"蓝瘦香菇"，不能一直抱着马桶不放，要分散注意力，一定要动起来，从精神到躯体。于是，我坚持每天拖着沉重的身体下楼遛遛弯；甚至我会跟着先生去上班，就坐在车里晒晒太阳，有人陪我说说话就好；在家的时候我会捧着柠檬水读读书，听听音乐，看看电视；晚上10点准时关灯睡觉，保证良好的睡眠。当然，妊娠剧吐也给了我一个完美的不进厨房的理由，因为那时候就是不能开冰箱，一开冰箱保证会吐。其实在早孕反应严重的时候，就是会对某一种味道特别敏感，比如我就是不能闻冰箱的味道。所以，大家也要记住，如果您对某种气味敏感，一定要避免接触。

如此这般，经过3周的假期，基本孕周也接近12周了，然后，非常神奇，突然有一天，一下子发现自己神清气爽了。

其实早孕反应就是这样。之所以叫"早孕"反应，就是因为**再严重的早孕反应只要过了早孕期，基本就会缓解**，只是一个熬时间的问题。**如果过了14周，甚至到了妊娠晚期，仍然有明显的恶心、呕吐，那就需要及时去医院就诊**，排查原因了。所以，从我的经历中，可以给大家总结出来如下做法——

▶ 情绪上一定要积极向上，不要有林妹妹的心态，一定要相信自己，能够战胜困难。

▶ 精神上要分散注意力，终日抱着盆子马桶吐，只能让你越来越难受。

▶ 坚信自己吃的能比吐的多。可以少食多餐，早孕期对营养素的补充没有高要求，哪怕清粥小菜，您能吃进去，也是可以的。不过，太稀的食物会诱发呕吐，所以可以以固体食物为主。

另外，晚餐时候反应可能没有这么重，饮食可以丰富一些，但是不要太辛辣油腻。

▶ 避免接触能够引起呕吐的敏感气味。

▶ 如果呕吐实在严重，可以尝试口服 B 族维生素（在医生指导下）来缓解呕吐；如果超过两天不能进食，要及时去医院就诊，排查是否出现妊娠剧吐，如果有，应及时静脉补充营养。

▶ 按时作息，保证睡眠。

时下流行的早孕防护科技——防辐射服，是智商税吗？

发现怀孕后买个防辐射服，几乎成了每一个准妈妈的常规动作。那么，防辐射服究竟有没有作用，是否是孕期必需品呢？让我们来剖析一下这个问题。

防辐射服的作用原理。

防辐射服的材质主要是内部的金属纤维，经过编织后局部会形成一个微型的回路，产生感生电流，由感生电流产生反向电磁场进行辐射屏蔽。金属导体可以反射电磁波，即当金属网孔径小于电磁波波长 1/4 时，则电磁波不能透过金属网，所以就会有防辐射的作用。

生活环境中的辐射。

大家往往谈辐射色变，其实是源于对辐射的不了解。辐射包括热辐射、电磁辐射和电离辐射。

简单地说，热辐射对人体没有危害，只是能让您感觉到热而已；电磁辐射在日常生活中是广泛存在的，日常接触的手机、电脑、电视等小型家电，释放的都是电磁辐射和热辐射。

大量的研究表明，人体或者胚胎暴露于日常的电磁辐射中，是没有问题的，不会增加人体的患病风险或者增加胚胎致畸的风险。所以理论上说，**日常生活中的电磁辐射接触是没有问题的。**而电离辐射是比较严重的问题，电离辐射的量累积到一定程度的时候，会导致人体的细胞病变，从而引发白血病、肿瘤、胚胎畸形等问题，对人类危害极大。不过电离辐射危害虽然很大，但这些电离辐射都是非天然的，我们生活当中一般接触不到，而那些天然的电离辐射，例如太阳的光照以及一些看不见的宇宙射线等，对人体基本无害，只要远离放射源，我们完全不必担心。

防辐射服是否为孕期必备呢？

基于上述原理，我们会发现，防辐射服的确对日常生活中的电磁辐射会有一定的阻断和屏蔽作用，但问题是，日常接触的电磁辐射并不一定会对胚胎造成影响。

所以，即便您孕期没有穿防辐射服，胚胎大概率也会茁壮成长。是否穿着防辐射服完全取决于您自己的意愿，医生不会强制要求一定需要穿或者一定不能穿，毕竟，防辐射服还是有一定的心理安慰作用的。

防辐射服日常怎么养护呢？

由于防辐射服是由金属纤维编织而成的，所以肯定不能大肆机洗、水洗、揉洗以及多次洗涤，以免损坏金属纤维。建议用凉水、中性洗涤剂，轻柔手洗，不能熨烫、拧干，应悬挂风干。

其实，大家出发点都是好的，想采取各种措施防患未然，争取万无一失，但是，"优胜劣汰"是自然的王道，有接近15%的妊娠会被自然法则所淘汰。究其原因，最主要可能还是胚胎的染色体可能出现了异常，那这种自然淘汰就绝不是一件防辐射服所能逆转的。不过，穿防辐射服倒是有一个让大家肉眼可见的好处，就是宣告了你的孕妇身份，无形中，可能就会多得到点社会和他人的照顾，比如地铁公交车上可能会有人给你让座、工作中一些搬搬扛扛的活儿，就会有人代劳了。

🦟 二胎三胎的孕期需要增加营养素补充吗？

其实不管你现在怀的是第几胎，每次怀孕，医生建议孕期需要补充的营养素基本都是一致的，只是随着年龄的增长，身体状态和孕期情况不同，那么需要补充的营养也可能会略有差别。

首先，我们来梳理一下基本的营养素补充知识。在门诊接诊孕妇的时候，孕妇们常会提出一个共同的需求，就是要一个营养素补充表，一目了然的那种，方便大家查询、记忆，及时补充。为了节省大家的时间，我按照怀孕的时间轴为大家列了关于孕期营养素补充的清单，希望能快速高效地为大家解决问题。

早孕期。

叶酸：建议在整个孕期规律服用。叶酸在早孕期可以预防胎儿神经管畸形、唇腭裂；可以改善孕妇血脂代谢，对于妊娠期高血压疾病亦可以起到预防作用。早孕期可以每天一片 400 微克的单纯叶酸片，妊娠中晚期可以换成每天一片复合维生素。同时，日常膳食中，绿叶蔬菜比如生菜、菠菜、豆类中均有丰富的叶酸储备，饮食当中可以均衡搭配。

DHA：俗称脑黄金。它的优点：有助于胎儿大脑及视网膜的发育；缺点：由于是藻油提取成分，可能会有点腥味，对于早孕反应严重的人，可以等早孕反应消失后再开始服用。注意：推荐藻油型 DHA，而不是鱼油型 DHA。

碘： 孕期碘缺乏可能会导致胎儿大脑发育落后、智力低下、反应迟钝；严重者甚至可能导致先天性克汀病，患儿表现为矮、呆、聋、哑、瘫等症状；也可能由甲状腺素合成不足增加早产、流产及死胎等风险。所以早孕期就要重视碘的摄入。一是每日使用碘盐；二是增加富碘饮食，如海带、紫菜、裙带菜、贝类、海鱼等。

中孕期。

补钙： 钙为胎儿的骨骼构建添砖加瓦。但是，对于钙剂的选择大家可能比较纠结，因为产品实在太多了，吞服片剂、咀嚼片剂、液体钙、冲剂……应有尽有！原则只有一个：选择你能咽得下去的！实际上从钙剂的吸收程度来看，常用品牌和剂型都差不太多，比如钙尔奇、迪巧都是可以选择的。但是补钙要注意技巧，不能随餐服用，避开饮食对钙吸收的影响；另外，少量多次的效果优于一次大量服用；从中孕期开始每天亦需增加一盒牛奶或者酸奶的摄入。大家可以算一下，钙剂补充剂要求每天 600 毫克，每天一盒牛奶，大概提供 200 ～ 300 毫克钙，加上日常饮食中，每天摄入大概 200 ～ 300 毫克的钙，这样总计就能满足每天 1000 毫克钙剂的需求了。

补铁： 孕期应监测血常规情况，如果出现铁储备不足甚至缺铁性贫血，要及时增加富铁饮食比如猪肝、血豆腐、瘦肉等，必要时增加铁补充剂的摄入，比如力蜚能、升血宁等都可以选用。但是，很多孕妇在补铁的同时会出现便秘的症状，可以咨询医生改用其他的铁元。

晚孕期。

在此阶段，比较困扰大家的是便秘，严重者甚至出现痔疮的问题。

所以首先饮食方面要**增加粗纤维食物的摄入**；如果饮食调节不能改善，可以增加膳食纤维以及益生菌制剂的摄入。并且由于此时胎儿进入到加速生长阶段，需要增加优质蛋白的摄入，促进胎儿的生长发育，比如增加鱼、虾、蛋类、肉类、奶制品的摄入。

以上营养素补充属于孕期标配，当然，会有朋友有一些升级配置，比如燕窝、海参、阿胶之类的高精尖产品，只要经济条件允许，是可以用的，但是需要以体重控制良好，摄入后没有不适症状为基本前提。

另外有一些特殊情况下，需要增加补充剂量。这种情况主要就是为了预防疾病。比如，如果在早孕期检查提示孕妇有叶酸代谢障碍，此时叶酸在早孕期就建议增加补充量至 800 微克 / 天；如果曾经生育过神经管畸形的孩子，比如隐性脊柱裂或者因为胎儿神经管畸形比如显性脊柱裂、无脑儿，有过引产史的人，如果再次怀孕，叶酸的补充需要增加到每天 5 毫克。

再者，如果孕妇有妊娠期高血压的高危因素，从预防的角度讲，可以每天增加 1 克的钙剂补充。

第二章

中孕期

🐝 宝宝染色体怎么查？一定要做"羊穿"吗？

在孕期产检的过程中，有两个检查最让准妈妈们紧张揪心，一是关于染色体的筛查，二是系统器官大筛畸的检查。因为这两个检查是决定胎儿去留的最关键的检查！但是对于染色体的检查，往往让大家比较困惑的是"什么是筛查？什么是诊断？我该如何选择？如果筛查出了问题，接下来该怎么办？"这些问题是中孕期大家普遍的困惑，今天就带着大家梳理一下关于中孕期染色体检查项目的种类，以及如何做出选择。

在整个孕期，染色体的检查包括筛查手段如唐氏筛查、无创DNA（NIPT）产前筛查；还包括确诊手段的产前诊断方式，如绒毛活检、羊水穿刺和脐带血穿刺。这三种确诊手段，是针对不同孕周的。早孕期可以选择绒毛活检；中孕期选择羊水穿刺；晚孕期选择脐血穿刺。其中临床最常用并且风险最低的，是中孕期的

119

119

羊水穿刺检查，也就是大家常说的"羊穿"。

对于孕期，大家经常会面对的是关于筛查方式的选择，如果需要升级到产前诊断的染色体确诊方式，往往是需要遵从医嘱的。高龄孕妇尤其年龄超过 38 岁，既往有过染色体异常儿出生史，家族遗传病史，唐筛或者无创 DNA 高风险等，无须进行筛查，需要在妊娠中期直接进行羊水穿刺检查。

但是，对于孕妇可以选择的筛查方式，又该如何选择呢？

唐筛，适用于年龄在 35 岁以下，既往没有染色体异常的流产、引产，没有染色体异常儿出生史，家族没有遗传病史者。但是，唐筛的可靠性偏低，有 60% ～ 70% 的准确性。如果唐筛出现高风险（风险值 >1 ： 270），那就需要进行羊水穿刺，做染色体确诊检查。如果唐筛结果处于灰区阶段（风险值介于 1 ： 1000 ～ 1 ： 270 之间），可以升级进行无创 DNA 检查。

无创 DNA，属于效率比较高的筛查方式，这项检查目前不属于常规筛查项目，但是如果孕妇经济上支持，可以直接选择做无创 DNA 检查。另外，**如果唐筛处于灰区，可以选择无创 DNA 进行确定检查。**还有一部分年龄在 38 岁以下，无任何不良孕史以及家族遗传病史者，如果惧怕羊水穿刺，可以选择无创 DNA 检查。

但是，**唐筛和无创 DNA 这类筛查检查，不管结果如何，都不能决定胎儿的去留，最后都需要进行羊水穿刺之类的产前诊断，明确染色体情况，如果的确有染色体异常，才能决定胎儿的去留。**

另外，染色体检查的手段，是一个专业性很强的检查，要相信你的医生，有良好的依从性，及时接受医生的专业意见。当有指征需要做羊穿这类确诊检查时，大家不要过分惧怕。因为总体胎儿丢失的比例是低于 0.5% 的，属于小概率事件，在权衡利弊的情况下，是可以正常进行的。

🦋 中孕期需要重点关注哪些产检项目？

在中孕期（14 ~ 28 周）产检过程中，有几个重要的检查是需要大家格外关注的，因为像染色体检查、大排畸检查，甚至关系到了胎儿的去留。前面我们已经介绍了关于染色体的检查，下面我们再来分析一下中孕期其他重要的产检内容。

每 4 周进行一次产检。如果有异常情况，需要酌情增加产检次数。

孕 16 周，做唐筛以及常规产检。如果有指征，孕周超过 12 周可以做无创 DNA 检查。如果唐筛或者无创 DNA 的结果出现异常，还需要进一步做羊水穿刺检查。

中孕期 18 ~ 24 周，做系统器官畸形筛查，俗称"大排畸"。不过，这次超声时间通常会在 22 ~ 24 周进行。

此次超声具有以下重要意义：

▶ 对胎儿各个重要脏器、肢体的发育进行全面的了解和判断，除外生长发育异常的问题；

▶ 详细了解胎儿生长发育状况，判断胎儿大小与孕周是否相符；

▶ 观察胎盘位置有无异常，了解是否有胎盘低置状态；

▶ 测量羊水量，除外羊水过多或过少的问题；

▶ 了解有无脐带绕颈；

▶ 测量宫颈长度以及宫颈内口的形状。

在大排畸检查的时候，往往在超声报告上会见到一些医生所谓的"软指标"的异常，就是单独出现可能问题不大，可以继续严密产检观察；但是如果出现两种异常情况，可能就需要进一步明确胎儿染色体的问题了。

这里给大家列举几个最常见的描述，如果单独出现在你的排畸报告上，也不用特别紧张。比如胎儿心室内强回声光斑、光点，一般是属于心室内正常结构腱索和乳头肌的钙化，对胎儿的心脏功能和生长发育是没有影响，一般不需要特殊处理的；再比如侧脑室增宽，一般如果单侧宽度不超过1厘米，是可以每2～4周复查一次超声，动态观察的，如果超过1厘米，就需要进一步做胎儿颅脑磁共振检查，明确胎儿颅脑发育是否有问题。诸如此类的软指标的描述还有很多，比如肾盂分离、肠管增宽、肠管强回声光点、脉络丛囊肿之类的描述，如果单独出现在报告上大家不用特别紧张，可以按照医生的指导，定期复查或者进一步检查即可。

还有一点需要跟大家强调一下，大家口中经常说的排畸检查就是"四维"检查。

排畸等于"四维"吗？其实我们所谓的排畸检查，就是用超声来观察胎儿的发育状况，但是超声检查是有二维、三维、四维，这几个维度有什么区别呢？简单点说，这个区别也体现出了超声技术的发展，二维就相当于是一个平面的、不立体的检查；三维就是用计算机重建技术，将二维图像立体化；四维就是不但使原来的平面影像立体起来，而且还能利用计算机技术，让三维立体图像动起来，有了动态的监测。而在进行排畸检查时，二维超声也能很好地完成排畸任务。重点不在于用哪种方法，而是在

高龄孕产也轻松——从初产到三胎

于严格按照排畸超声的规范，取正确的切面，严格仔细地排查，尽量做到不漏诊、不误诊。

孕 24 ～ 28 周，口服糖耐量试验，即所谓的 OGTT 试验，排查是否有妊娠期糖尿病。在计划行口服糖耐量试验之前的 3 ～ 5 天正常饮食，不需要特殊控糖或者限制饮食，检查前夜 22 点之后禁食水；当天来医院，先采空腹血糖，之后将 75 克葡萄糖粉加入 300 毫升温水 3 ～ 5 分钟饮完；服糖后 1 小时、2 小时分别采两次血糖。三个点，即空腹、服糖后 1 小时、2 小时，血糖正常上限分别为 5.1 毫摩尔 / 升、10.0 毫摩尔 / 升、8.5 毫摩尔 / 升。这三个点有一个点超过正常参考值上限，即可诊断为妊娠期糖尿病，如果空腹血糖即超过正常，后面就不用再测 1 小时、2 小时的血糖了，因为直接就可以诊断为妊娠期糖尿病了。

❀ B 超、X 线、CT、磁共振，对于怀孕来说安全吗？

一提到这些检查的安全性，大家首先想到的一定是这些检查手段有没有辐射？然后立刻联想到"肿瘤""白血病""致畸"等字眼，当真让人望而生畏。我们来具体分析一下。

首先，超声的成像原理是利用声波成像，声波本身是没有辐射的。所以，在孕期，超声是最常用的安全观察胎儿生长发育的检查手段。在孕期至少要进行 6 次超声检查，包括孕 6 ～ 8 周看胎芽胎心；11 ～ 13^{+6} 周测量 NT 以及核准孕周；18 ～ 24 周大排畸；28 ～ 32 周、37 周足月、40 周预产期观察胎儿生长发育状况、胎盘羊水情况。如果在产检过程中出现异常情况，还会酌情增加超声检查的次数。

所以，**超声检查是安全的检查手段，对胎儿是没有影响的。**

X线和CT属于电离辐射，对细胞具有破坏作用，如果长期、大剂量接触会有致癌、致畸作用。但是，这里强调的是长期和大量地接触，如果累积接触的辐射剂量在5拉德以上，会产生致畸效应。但一次诊断性的放射线接触，比如胸片、牙片或者CT，所受到的辐射剂量是远远达不到致畸剂量的。给大家一个有图有真相的数据，也就是说，5万次的牙片、7万次的胸片、超过50次的胸部CT，所接受的累积辐射剂量才能达到致畸剂量。

常用影像学诊断检查胎儿的估计平均吸收剂量

方法	胎儿吸收剂量达5拉德所需检查（次）
X线平片	
头颅	1250
牙科	50000
胸部（正、侧位）	71429
腹部（多面）	20
乳房	250
髋关节（单面）	23
骨盆	125
静脉肾盂造影	3
荧光透视检查	
上消化道	89
钡灌肠	1
钡餐	833
CT断层扫描（层面厚度10毫米）	
头部（10层）	> 100
胸部（10层）	> 50

所以，一次诊断性的放射线接触在理论上说对胚胎是没有影响的，也不是终止妊娠的指征，在后续的产检过程严密观察即可。但是，如果孕期出现了腹痛或者阴道出血等先兆流产的症状，建议本着"优胜劣汰"的原则，选择顺其自然，不予保胎。

MRI，即核磁共振成像，简称为"核磁"。一提到"核"字，往往会被人联想到"放射性元素""辐射"，所以被更名为磁共振成像。但"核磁"的工作原理主要是利用磁共振现象，从人体内获得电磁信号，并重建人体信息，本身是没有辐射的。产检过程中，如果超声提示胎儿异常，尤其是胎儿颅脑发育异常时，往往需要进一步行胎儿颅脑磁共振检查，来进一步明确是否存在颅脑发育异常。

所以，孕期如果有特殊需要，可以进行磁共振检查。

此外，还有几种情形是让大家能联想到"辐射"二字，比较担心的：

安检会不会对孕妇和胎儿有影响？

在日常生活中接触的安检主要有三种形式，一是通过式安检仪；二是通道式安检门；三是手持安检仪。对于朝九晚五的上班族来说，早晚高峰的地铁几乎是每天的必修课，那么对于孕妇来说，频繁的安检是否会对胎儿造成影响呢？

通过式安检仪的工作原理主要是利用 X 线透视成像，所以本身是具有辐射的，但是，这种安检仪主要进行的是物品的检查，是不允许人进入安检仪的，所以，只要您不是趴在安检仪上，理论上说都是不会影响到胎儿的。

通道式安检门主要是利用红外线进行金属探测，了解通过者是否随身携带金属物品。红外线释放的主要是热辐射，说白了，就是会让你觉得热，但是，不存在电离辐射的问题，所以对孕妇和胎儿是没有影响的。

手持式安检仪又称金属探测仪，主要是利用电磁感应原理监测是否随身携带金属物品，它所发散出的电磁波与日常生活中接触的电视、电脑等小家电一样，不会增加人体的患病风险，对于胎儿来说，也不会有致畸的作用。

综上所述，日常生活中接触的安检设施对孕妇和胎儿来说是没有影响的。

最后再来说说很多人担心的坐飞机辐射。

在早孕期以及晚孕期35周之后，根据医生的建议，的确需要避免乘机长途飞行，但原因不是因为高空电离辐射。实验数据表明，万米高空飞行1个小时多接受的辐射的剂量相当于做一次胸透的1/100，所以辐射剂量是微乎其微的。

早孕期避免长途飞行是因为此时胎盘功能尚未成熟，流产风险较高，如果在长途飞行过程中出现突发状况无法处理；35周后避免长途飞行是因为航空公司对于35周以上的孕妇不予承载，并且在晚孕期发生血压升高、水肿、下肢深静脉血栓、胎膜早破、先兆临产的意外出现，飞机上无法处理。

所以，**孕期坐飞机受到的高空电离辐射可以忽略不计，但是乘机仍需谨慎！**

✖ 该不该自己买个胎心仪？

记得在医学院实习的时候，轮转到产科，小实习生接触的第一个实习项目，就是每天早上拿着胎心多普勒听诊仪，给所有的孕妇听一遍胎心，然后推着胎心监护，给特殊孕妇做 20～30 分钟的胎心监护。实习那会儿，最怕科里年长的"资深护士"，因为他们经常会在后面叮嘱，"可小心着点，这仪器精贵着呢！"

后来自己慢慢也成了"资深医生"，渐渐发现，在孕妇群中逐渐出现了购买家用的胎心多普勒听诊仪，甚至近些年还有了家用的胎心监护仪，这使人不得不感叹科技改变生活！不过说回正题，有这个必要吗？下面我们来剖析一下这个话题。

首先，为什么在孕期要进行胎心听诊以及胎心监护？

在早孕期第一个最重要的检查就是进行超声检查，看是否能看见胎芽及胎心，因为能看见胎心是胚胎良好的金标准，只要宫腔内能看见胎心，不管孕酮值高低，不管 HCG 是否翻倍，不管是否有腹痛或者阴道出血的症状，理论上说都是可以严密观察的。如果胎心良好，此后即可进行正常的产检观察了。进入妊娠中期，每次产检的时候，医生第一步要做的就是进行胎心听诊，初步了解胎儿的宫内情况。

那么问题来了。有些孕妈想随时都能了解自己的宝宝是否安在，有的是出于紧张焦虑的情绪，有的是出于好奇，于是入手一个胎心听诊仪。可是这也一定程度上带来了急诊就诊率的明显增加。

胎心听诊以及胎心监护是一个很专业的操作，可能受到胎儿孕周、胎动状态、胎儿睡眠状态等多种因素的影响，很多孕妇对此不了解，可能会找不到胎心，或者遇到因胎动而胎心过快的时刻被吓个半死。这些都可能增加孕妇的焦虑紧张，从而直接导致急诊就诊率增加。

胎心监护仪，在临床的应用时是要进行连续 20～30 分钟的动态胎心监护，观察胎心监护图形的基线变化，来判断胎儿宫内的情况，是一个难度较大、较为专业的操作。如果自行在家中操作，但是对仪器报告的分析解读容易有误，一旦胎儿真的有问题，往往会贻误宝贵的就诊时机。

所以，在孕期无论是胎心听诊仪还是胎心监护仪，临床医生都不太会建议孕妇自行购买监测，孕妈妈需要做到的是定期产检，到了妊娠晚期，严密数好胎动，如果发现自己的胎动有异常，比如明显减少，尤其与前一天相比减少一半以上，一定要及时到医院就诊。

🐝 年纪稍大的我容易长肉，孕期体重如何维持？

孕期实现良好的体重控制，也是孕妇以及医生共同奋斗的目标。前些年，孙俪主演的《辣妈正传》热播的时候，真的刷新了大家对于怀孕以及产后很多传统观念的认识。孕期保持完美身形，产后成为一个真正的辣妈，是大家追求的完美的目标，恨不得最好能生完后大家惊叹：哪儿就来了个孩子呢？然后在大家艳羡的目光中重返职场！

想要实现控制体重，防止孕期体重飙升，一定要做到"管住嘴"。所谓"管住嘴"，就是要掌握正确的饮食结构和摄入量，重视孕期重点营养素的补充。

在怀孕的中晚期，宝宝进入加速生长阶段，需要更多的优质蛋白质。优质蛋白存在于瘦肉、鱼类、蛋类、牛奶和奶制品以及蔬菜中，如豆类（蚕豆、豌豆、扁豆和豆制品）、马铃薯和坚果等，但是，不能为了所谓的增加营养，就盲目地大量摄入水果、坚果等副食品。

另外，每餐应控制主食也就是碳水化合物的摄入量。碳水化合物是我们身体能量的主要来源，不知不觉中，我们容易摄入过多的碳水化合物，特别是以甜食和水果的形式。过剩的碳水化合物以脂肪的形式贮存在体内，特别是臀部和腿部。所以要控制主食的摄入量。

并且，在摄入碳水化合物的同时还要注意膳食中所含的脂肪，尤其注意奶油、冰激凌、巧克力、坚果和炸薯条中所含的隐形脂肪。

大家在每周也要注意体重的监测，对于孕前体重指数正常的孕妇，平均体重增长整个孕期不能超过12.5千克；每周监测体重增长情况，整个早孕期体重增长不能超过2千克；妊娠中晚期每周体重增长不能超过0.5千克。

如果某个阶段，体重的增长超过了上述的控制标准，就要回头反思一下自己最近的饮食结构，摄入量是不是有不合理的地

孕期适宜体重增长值及增长速率

孕前体重指数	总增重范围（千克）	孕中晚期增重速率【千克/周（范围）】
低体重（＜18.5）	12.5～18.0	0.51（0.44～0.58）
正常体重（≥18.5～＜25.0）	11.5～16.0	0.42（0.35～0.50）
超重（≥25.0～＜30.0）	7.0～11.5	0.28（0.23～0.33）
肥胖（≥30.0）	5.0～9.0	0.22（0.17～0.27）

注：双胎孕妇孕期总增重推荐值：孕前体重正常者为16.7～24.3千克，孕前超重者为13.9～22.5千克，孕前肥胖者为11.8～18.9千克。

方，如果有，需要及时纠正；再者，就是要增加适当的运动量，避免体重飙升。

不过，在孕期，总有个嘴馋、心痒痒的时候，在网上一搜，就会有无数孕期不能吃的东西，比如咖啡、可乐、奶茶、螃蟹等食物，是不是真的就不能吃了呢？

去年 10 月份，正是螃蟹肥美的季节。有一个孕妇跟我哭诉，说就想吃螃蟹，都馋哭了，家里人也不让吃！其实，孕期因为激素水平的变化，早孕期会有早孕反应，影响孕妇的食欲，中晚期后，早孕反应消失，食欲明显增强，有可能会有特别想吃的东西，只要掌握适度适量的原则，偶尔为之，无伤大雅，是可以少量尝试的。就比如说螃蟹，是偏寒性，但是只要不是一次吃好几只，吃完喝点姜茶暖暖胃，其实是没事的。有人说，你瞎说吧？吃螃蟹不是能流产吗？我想说的是，如果你就因为吃了一只螃蟹流产了，那么你的胚胎多半质量是不好的，即便没有吃螃蟹，可能也会面临自然淘汰的风险。这个锅真的不能甩给一只螃蟹。再者，比如像我这种每天需要咖啡续命的人，怀孕后就不能喝咖啡了吗？其实也不是绝对的。有人喝完咖啡，会失眠、心慌，如果是这样那就别尝试了，但是如果不喝这天就过不去了，那一杯拿铁也是无伤大雅的。

其实孕期没有饮食的绝对禁忌，只要这个东西没有毒，掌握了适度适量的原则，少量摄入都没有太大问题；反之，如果一个东西再有营养，也不能无节制地摄入。

就比如说吃水果吧，水果中含有丰富的维生素、矿物质和微量元素，所以孕期一定要适当增加摄入。但是，因为水果当中含有很多糖分，如果没有节制，无形中会增加糖分的摄入，对于控制体重来说就是不利的。那么孕妇每天能吃多少水果呢？我们强调的是"一个水果"的量，所谓一个水果，就是指一份儿水果。比如说夏天吃西瓜，如果一次半个西瓜都吃进去了，肯定是超量的，尤其是诊断为妊娠期糖尿病的孕妇。每次加餐的时候，顶多就是一块西瓜的量；普通孕妇一次不能超过 3 块。在上午和下午加餐的时候，我们可以有其他水果的摄入，比如一个苹果或一个橙子，或一串葡萄，或六七个草莓，这些量基本上就足够了。

❦ 意外闪了肚子，该如何处理？

在孕期大家都知道要小心一点，保护自己的肚子，尽量不要让意外发生，但是如果你的身边还有一个大宝或者二宝，尤其还是两三岁年龄段的时候，难免在照顾或者陪他玩耍的过程中，出现一些小意外。

抱孩子时不小心抻了一下，或者陪大宝睡觉的时候冷不丁被踢了一脚；再或者洗澡的时候不留神，浴室里跌了一跤，会不会很严重，是不是立刻就要到医院就诊呢？

其实，当这些小意外发生时，我们最怕的是出现宫缩、阴道出血、破水等问题，严重者，如果腹部受到明显的撞击，甚至有胎盘早剥的风险。但如果出现了这么严重的问题，一定会有自己可以发现的症状出现。

意外出现后，第一时间要放松情绪，深呼吸，稳定一下心神，**然后用手摸一下子宫的轮廓，看看有没有发紧发硬。**这个动作主要是判定一下是否有宫缩发动，如果仅仅有轻微的发紧发硬，但是你并没有觉得疼，此时大家不用很紧张。这种无痛性的生理性宫缩在妊娠中晚期还是比较常见的，这种宫缩是不会引起晚期流产或者早产的。但是如果当你觉得肚子是发紧发硬的，并且有明显的疼痛，或者严重到这种疼痛不是阵发性的，而是持续的疼痛，子宫甚至硬得像木板一样，持续很长时间不能缓解，那么，此时就非常危险了，有可能发生了胎盘早剥，一定要立即去医院就诊。

接下来就是要**注意有没有阴道流血或者流液**。一旦出现流血，尤其之前超声提示胎盘位置低，或者能够明确有间断或者持续的阴道流液，也需要第一时间去医院就诊。

另外一个重要的任务就是**要感知一下胎动的变化**。如果意外发生后，你自己很紧张，情绪不稳定，是可能出现一过性的胎动频繁的；但是如果情绪稳定后，还是持续自觉胎动异常，或者长时间宝宝胎动频繁、躁动或者长时间感觉不到胎动，都需要及时去医院就诊，或进行超声检查，或进行胎心监护，了解宝宝在宫腔内的状况。

不过，孕期由于身份特殊，还是要跟家里人沟通好，尽量分担大宝的看护任务，做好个人防护，避免"小意外"的发生。

高龄孕产也轻松——从初产到三胎

第三章

孕晚期

✖ 我的"菊部"急需呵护

大家一定听说过这样一句俗语，叫作"十男九痔"，其实后面还有一句话你们听说过没有？就是"十女十痔"！虽然是一种夸张的说法，但是在生过孩子的女性中，痔疮的发生率还是非常高的，主要原因还是怀孕、生孩子这件事。在怀孕期间，尤其到了妊娠中晚期以后，便秘以及痔疮真的是一个比较让人头疼的问题。

究其原因，主要有两点。一是怀孕后由于孕激素水平的升高，容易导致胃肠功能减弱，动力差，加之子宫增大，孕妇容易出现便秘，经常需要用力排便，同时，由于怀孕期间会阴、肛周血运丰富，这些都增加了痔疮形成、脱出的风险。所以，提到痔疮的预防，首要的任务是预防便秘。

首先要养成定时排便的好习惯。排便的时候，是已经位于肛门口的便便形成排便反射，反馈大脑，大脑发布排便指令，如果环境合适、条件允许，大脑就会命令肛门括约肌放松，从而完成排便的动作。一个良好的排便反射是需要不断强化训练的，所以应每天尽量在一个时间充裕、环境舒适的状态下完成这个训练。说白了，就是每天在固定的时间到马桶上坐坐，不要赶时间，情绪放松，久而久之，就会形成排便反射了。

其次饮食方面适当增加粗纤维食物，比如粗粮、芹菜、红薯等，以及适当增加益生菌的补充，比如酸奶，或者益生菌制剂。还有一些可以促进排便的小妙招，大家不妨尝试一下：比如奇亚籽泡水；火龙果＋香蕉＋酸奶打成奶昔，空腹每天一杯，既有效又美味（悄悄告诉大家一个秘密，这个偏方我已经用了一年了，非常管用）。

另外，每天适当补充水分，保证液体摄入量。不要一忙起来就忘了喝水，一旦喝水少，又不能及时排便，处在直肠内的便便就会被吸收掉水分，逐渐变得干结，那就更不容易排出了，你只能用力排便，就增加了痔疮形成脱出的风险。这样久而久之，就恶性循环了。

还要注意餐后适当活动，促进胃肠蠕动，加强胃肠道动力。

如果出现了便秘的症状，可以选用适量**乳果糖**改善或者**少量应用开塞露**辅助一下，避免长时间用力排便。但是，切不可长时间依赖开塞露这类的导泻剂，因为它有可能会破坏掉上文提到的排便反射，从而导致你没有排便的感觉和冲动了。

避免长时间站立和过度活动，以免增加痔疮脱出的风险。

孕期出现的痔疮，在阴道分娩的过程中，脱出的程度可能会加重，但是产后随着盆腹腔压力解除，肛周血运减少，盆底肌功能的恢复，痔疮会有所减轻或者好转，如果持续不缓解，疼痛明显，需要去普外科进一步诊治。

✤ 已有妊娠纹的我，还会纹上加纹吗？

妊娠纹这个问题，实在是让人头疼的一个大事。女人有没有生过孩子，有时候从肚子上一眼就能看得出来。这对于很多爱美的人来说，都是不能接受的。我怀小李先生那会儿，最怕的就是有妊娠纹。那时候拍照的美颜磨皮技术还没有那么好，因为怕有妊娠纹拍孕妇照不好看，我32周的时候就赶紧拍了孕妇照，不过好在我"天生丽质"吧，居然一条妊娠纹都没长，这是让我非常开心和骄傲的一件事，着实沾沾自喜了一番！

让我们来看看妊娠纹是怎么形成的。

人体皮下含有许多弹力纤维和胶原纤维，在正常情况下，皮肤弹力纤维与肌肉保持着一定的张力，有一定的伸缩度。但是女性妊娠后，**腹部的隆起使皮肤的弹力纤维与胶原纤维因外力牵拉而发生不同程度的损伤或断裂，从而形成妊娠纹**。严重程度个体差异很大，跟孕妇本身的年龄、皮肤弹性，胶原蛋白含量有很大的关系，有的人，比如我吧，可能一条妊娠纹都没有，有的人可能生完以后肚子就会变成"花西瓜"了。

怀孕5～6个月后，随着子宫逐渐增大、羊水量逐渐增多，腹部皮肤的张力就会逐渐增加，此时妊娠纹就悄然形成了。90%的孕妇在妊娠晚期都可能会出现妊娠纹。一般来说，妊娠纹容易出现在大腿上部、腹部及乳房等处，尤其以大腿和下腹部为重。

妊娠纹一旦出现，并不会随时间推移而慢慢消失，而是终身

135

相伴。长有妊娠纹的肌肤常伴有牵扯感或轻微痒，刚生完时可能为紫红色条纹，随着时间的逐渐推移，可能变成淡粉色以及银白色，影响了女性产后的皮肤形态和美感。

那有人就要问了：生二胎、三胎会加重妊娠纹吗？

可能会，但是也跟宝宝的大小有关系。**如果怀二胎、三胎时做好了宝宝体重的控制，腹部皮肤的张力就可能没有那么大，这样妊娠纹可能就不会加重。**但是如果宝宝的体重比之前大宝重，并且随着年龄增长，孕妇皮肤的弹性变差，那么怀孕妊娠纹是有可能会加重的。

为了改善妊娠纹，从备孕时期到整个怀孕的过程，一定要做好预防工作：

▶ 备孕以及孕期在排除异常妊娠状态，如胎盘位置异常、宫颈机能不全等情况后，可以适当进行运动，增加腰腹的柔韧性，增强局部皮肤的弹性。

▶ 孕期饮食可以适当增加蛋白质和维生素 C 含量丰富的饮食，如猪蹄、海参、三文鱼、猕猴桃、西红柿、柠檬等。

▶ 从孕早期即开始在易出现妊娠纹的部位涂抹润肤霜或者橄榄油，为局部皮肤保湿。

▶ 孕期适当控制饮食以及在餐后适当运动，控制孕妇及胎儿的体重过速过快增长。

最后再来说说现在广受追捧的医美祛纹。

在妊娠纹形成早期，还呈现紫红色的时候，用脉冲光或染料镭射照射，可以加速紫红纹路的消退，增加胶原蛋白的生成，减轻妊娠纹的严重程度；还可以用镭射微磨皮手术，改善疤痕组织；再就是果酸换肤，可以改善表皮层的色泽及厚度，淡化妊娠纹；

还有用磁场祛肚纹的相关项目，也可以辅助去除色素及纹路。

等生完以后，大家可以尝试咨询正规医学美容机构进一步处理。

✖ 睡不着、睡不好、早醒

孕期失眠是比较困扰孕妇的问题，晚上睡不着、睡着了多梦、早上醒不了……使人夜里眼睛放光，白天工作昏昏沉沉。大家有没有过这种经历？

孕期失眠的原因很多，在怀孕不同的阶段，原因不尽相同。在早孕期，初为人母，必然会有一些小紧张，小忐忑，加之早孕期经常会有一些"风吹草动"，比如偶尔腹痛、阴道出血、早孕反应严重等，往往产生焦虑紧张情绪，从而造成失眠。中孕期在整个孕期是比较舒服的阶段，胎儿生长发育稳定，胎盘功能成熟，异常情况相对较少，不太容易出现失眠的问题。但是，到了妊娠晚期，随着子宫增大，孕妇的负担越来越重，失眠随之增加。原因有两方面，一是子宫增大向上压迫膈肌，孕妇卧位时自觉呼吸不畅甚至喘憋，二是子宫增大向前压迫膀胱，造成夜间尿频，影响睡眠质量。

所以，针对失眠问题，大家需要关注以下几个方面的生活细节。

睡前不要长时间接触手机等电子产品，增加紧张或者过度兴奋的情绪状态。中午可以适当小憩，但是，时间不宜过长，一般20～30分钟即可，可以选择纯棉舒适的眼罩，提高入睡的速度。

晚孕期的很多失眠是由于尿频造成的，所以，入睡前不建议饮用温牛奶助眠。**入睡前还应该控制液体和水果的摄入量。**

　　孕晚期孕妇自觉憋闷的症状越来越重，甚至不能平卧或者夜间睡眠的时候被憋醒，那就不能单纯认为是子宫增大、压力增加造成的，要及时到医院就诊，行心电图甚至心脏超声的检查，排除心功能异常。如果没有达到这么严重的程度，那么可以通过一般调节来改善睡眠。比如入睡时采取**侧卧位**，但是，不用纠结左侧还是右侧，可以避免仰卧位低血压的发生；还可以选用**孕妇专用的护腰侧睡枕，**可以增加安全感和舒适性。

　　睡觉前可以用**温水泡脚**，促进末梢血液循环，加快入睡的速度。

　　由于很多孕妇在孕前就有明显的失眠，需要靠药物的干预才能入睡，那么到了妊娠晚期，如果持续失眠，一般处理没有效果，可以继续适当服药干预，不然，孕妇长时间失眠会增加妊娠期高血压的患病风险。可以在专业医生的指导下选用谷维素等调节植物神经功能紊乱的药物，甚至可以选用舒乐安定等镇静安眠药，尤其对于已经诊断为妊娠期高血压的孕妇。保证充足的睡眠和休息是实现良好血压控制的前提。

　　在孕期，其实对大家睡眠质量影响最大的还是情绪。不管孕期出现什么状况，放松的心情是很重要的，整个孕期也是一个拼心理素质的过程，**从容面对孕期的各种突发状况，才能保证良好的睡眠。**

　　❤ **能不能因为某种原因，提前剖宫产？**

　　大家身边有没有这样的例子，为了赶在 9 月 1 日之前能提前一年上学、为了避开某些特殊的不吉利的日子、为了某大师的掐

高龄孕产也轻松——从初产到三胎

指一算得来的所谓吉日、为了追求或者避开某个星座等，选择提前剖宫产？这点我是完全不推荐的。

大家认为过了 37 周就足月了，宝宝的生长发育就已经成熟了，即便提前剖宫产终止妊娠也不会有什么影响，而且那么多人都提前剖了，也不见得都有问题。是的，**很多一足月就提前剖宫产的没有问题，但是有问题的大有人在，只是您没有看到而已。**

曾经我们把足月的时间定在了 37 周，但现在随着医学的不断研究深入发现，如果胎儿在 39 周之后出生，可能对于远期，尤其是成人之后的身体健康会更有益处。所以，现在关于择期剖宫产的时间有所更新，一般如果没有医学指征，那么择期剖宫产会选择在 39 周之后进行。这样宝宝出生后能更好地适应外界的环境，并且远期健康会更有保证。其实，这也见证了我们的一句老话儿，"瓜熟才能蒂落"！

不过，还有一种比较极端的想法，就是已经计划好了要择期剖宫产，但是一定要"有动静"，比如见红了、破水了、宫缩发动了，才能剖宫产。其实这种想法也是不对的，而且有一定的风险。比如对于有剖宫产史的妈妈，过了 39 周就可以择期手术了，但是如果非要等到宫缩发动，万一宫缩强或者子宫下段过薄，甚至有子宫破裂的风险；再比如，对于胎儿臀位的妈妈，如果非要等到破水了再手术，可能还有脐带脱垂的风险跟着！

所以，**对于有指征并且已经计划好的剖宫产，只要顺利过了 39 周，就可以择期手术了。**

✿ "顺产""剖宫产"，如何抉择？

女人"十月怀胎，一朝分娩"真的很不容易，而终止妊娠的方式，无非就是自然分娩抑或剖宫产。随着生育政策的放宽以及对自然分娩益处的普及，越来越多的孕妇会选择自然分娩。

那为什么说顺产好呢？

因为首先**自然分娩可以被视为一种生理现象，符合大自然的规律，从产妇损伤、安全性、恢复的角度来讲，都是要优于剖宫产的。**并且，新生儿如果经阴道分娩，由于经受了产道的挤压，是他人生经历的第一次重大的挑战，可能对将来的身体状况，对外界的适应能力具有重要的积极意义。

再说说剖宫产。

其实，剖宫产并不像大家曾经想象的那样，不用经受宫缩的折磨，不需要漫长的等待，只"一刀"，轻轻松松解决分娩的问题。

剖宫产作为手术产，存在手术及麻醉需要面对的诸多风险，如麻醉意外、心脑血管意外，手术本身对人体的应激性刺激、术后盆腹腔脏器粘连、术后感染、伤口愈合不良等；对于分娩本身，依然存在风险，如产后出血，尤其对于具有产后出血高危因素者，还有令人闻风丧胆的羊水栓塞，分娩过程中新生儿的意外损伤，如锁骨骨折、新生儿窒息……尤其在生育政策调整后的今天，很多家庭都在制订二胎三胎的生育计划。初产如果盲目选择剖宫产，可能会增加下次妊娠的风险，如剖宫产瘢痕妊娠、先兆子宫破裂甚至子宫破裂、前置胎盘、胎盘植入等，也增加了产后出血、子宫切除甚至造成孕产妇死亡等风险。

高龄孕产也轻松——从初产到三胎

不过，**两种分娩方式的好坏是不能简单地判断孰优孰劣**，因为有时为了母婴安全，在阴道试产的过程中如果出现异常情况，如胎儿窘迫、产程进展异常等问题，还是需要中转剖宫产结束分娩的。并且，如果孕妇有绝对的产科指征，比如初产臀位，剖宫产再孕等，是可以通过剖宫产的方式终止妊娠的。

所以，现在的观点认为，**要是没有绝对的剖宫产指征，骨盆未见明显异常，胎儿中等大小且胎位为头位，具备阴道试产的条件，最好先选择阴道试产**。因为阴道试产无论在分娩的安全性，产后的恢复各方面都是优于剖宫产的。并且新生儿由于经受了产道的挤压，经历了人生第一次重大的挑战，可能对将来的身体状况，对外界的适应能力具有重要的意义。

但是，任何问题都是有两面性的，不是说自然分娩好，就不管什么情况都要坚持，也不是说剖宫产就一定不好，而是要视孕妇状况和产程进展指征进行选择。

如果在产程中出现一些不可预知的情况：如胎心减速甚至是胎儿窘迫、相对头盆不称导致产程进展异常、宫内感染等，短时间又无法阴道结束分娩，就需要中转剖宫产终止妊娠。另外，对于具有明确的剖宫产指征，如初产臀位且估计胎儿体重大于3500克、瘢痕子宫、骨盆狭窄、中央型前置胎盘、严重的妊娠合并症及并发症、不适合阴道试产等，都需要考虑剖宫产终止妊娠。

综上所述，在分娩方式的选择上，医生会根据孕妇骨盆情况，产前检查情况以及产程进展等因素综合判断，灵活掌握指征。您和家人要做到的就是保持一个好的依从性，接受医生意见就可以了！

❦ 怎样把"臀位"转成"头位"？

通俗地讲，所谓"头位"，就是指宝宝的头朝下，小屁股朝上，是最常见的一种胎位，也是正常的胎位；而"臀位"，就是指宝宝的头朝上，小屁股朝下，属于一种异常的胎位。

由于在胎儿阶段，宝宝全身最大的径线是胎头的双顶径，也就意味着，在自然分娩过程中，如果是头位宝宝，胎头在强有力

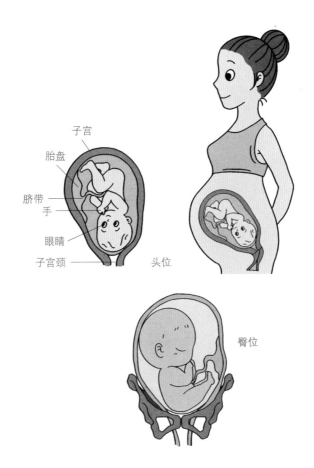

子宫
胎盘
脐带
手
眼睛
子宫颈
头位
臀位

高龄孕产也轻松——从初产到三胎

的宫缩下能率先通过产道，则身体的其他部位就可以相对轻松地娩出；但是如果是臀位宝宝，率先娩出的是小屁股，由于小屁股形状不规则、比较软，不能充分扩张产道，并且由于小屁股的径线是小于头围的，所以就会造成随后的胎头娩出相对困难，甚至可能因为胎头迟迟无法顺利娩出，增加分娩的风险以及胎儿娩出的损伤。所以在临床接产过程中，臀位分娩的难度和风险是远远高于头位分娩的。

为了降低分娩的难度，我们往往在孕期做出各种努力，争取在临产前能让臀位转成头位，以增加阴道分娩的成功率，降低分娩风险。一般临床会采用如下方法：

第一种方法是比较简单易行，自己能够在家完成的，就是采取"膝胸卧位"的方式，**争取能够利用体位、重力的作用，让臀位宝宝自己转成头位。**一般建议从 30～32 周开始，产检未见异常的情况前提下实施。每次做之前需要排空膀胱，解开腰带或者穿着宽松的衣服，双膝分开，与肩同宽，跪在床上；双肘着力，前臂平摊在身体前方；胸部尽量紧贴床面，臀部翘起。此体位如果能坚持的话，最好每天早晚各做 10～20 分钟。这种体位是有可能促进臀位转成头位的。不过如果过了 36 周，通过膝胸卧位仍然没有转成头位，那么足月后再想利用自然体位旋转，成功的概率就微乎其微了。

如果膝胸卧位不能奏效，就可以考虑在怀孕 37 周时进行臀位外倒转术。但是，这种方法操作起来比较难，风险比较大，需要住院，并且在麻醉状态下进行，其间还需要配合超声监测以及连续胎心监护。在外倒转术的过程中，如果出现胎儿窘迫或者胎盘早剥，需要急诊剖宫产终止妊娠。如果经过外倒转术，成功将

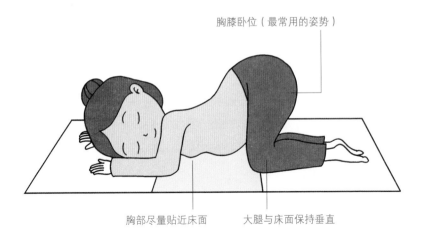

胸膝卧位（最常用的姿势）

胸部尽量贴近床面　　大腿与床面保持垂直

臀位转成头位，后面就可以按照头位分娩进行观察处理了。

由于外倒转术有一定的难度和风险，所以在实施之前，医生会充分跟你交代风险，一定是在你知情同意以及做好剖宫产手术准备的前提下才能实施。

✿ 脐带虽小，事关重大

我们先来聊聊脐带的重要意义。脐带就是连接在胎盘和宝宝之间的一条养分和血液运输的通道，是维系宝宝健康和生命安全的重要通路。在怀孕晚期，我们的确特别担心因为某种原因，脐带打死结或脱出，导致血运通路中断，危及宝宝生命。比如脐带脱垂，脐带先于宝宝自阴道脱出，那么脐带的血运通路很快就会被中断，而宝宝缺氧时间达到 4 分钟就会造成严重的损伤，缺氧时间达到 8 分钟，基本就无力回天了。所以，一旦碰上了脐带脱垂，哪个医生都会被惊出一身冷汗。

我从医生涯中碰见过两例脐带脱垂，虽然最后结局都很好，但是我这辈子都期盼不要再碰到第三例了。

第一例还是在我刚毕业半年，第一轮轮转产科的时候。夜班时有一个二胎产妇，宫口都开全了，胎头还是很高。由于经验不足，我也没多想，想着人工破水，胎头下来了，很快就能生了。结果，胎膜是破了，羊水也流出来了，一查内诊，自己还犯嘀咕呢，阴道什么东西，软软的……突然，自己就一身白毛汗了。

脐带脱垂了！怎么办？怎么办？我已经来不及细想了，直接冲着助产士喊："叫二线，去手术室！"然后，我的手就一直在产妇阴道内，托着宝宝的头，跪到产床上，直接就被推到了手术室。大家可以脑补一下，当时的我是个什么姿势，有多狼狈。急诊剖宫产后，虽然母子平安，但是我还是被上级骂了个狗血淋头。事后我也仔细反思了自己的过失，也是工作后第一次对产科医生的职业燃起了敬畏之心。我们手中托起的是活生生的生命呀！

脐带脱垂这个话题太沉重了，下面我们来聊点儿轻松的——脐带绕颈。

脐带绕颈在孕期其实是一个比较常见的问题，宝妈们不要因为这个问题过分担心。因为胎儿在宫腔里，是漂浮于羊水环境中的，由于脐带有大概30～80厘米的长度，同时，胎儿又有不停的胎动，所以，难免会出现脐带绕颈或者绕身。但这一般都是比较松散的缠绕，只要不是脐带过短，一般都不会对胎儿造成影响，而且，有可能会随着胎动，出现变化，比如原来的绕颈后来不绕了。所以，不用太担心，定期产检观察即可。

到了怀孕晚期，你要做的就是数好胎动即可。因为，胎动是胎儿在宫腔内安危的一个比较直观的反映，要是觉得胎动异常，尤其知道上次超声检查提示有脐带绕颈时，要及时去医院就诊，复查胎心监护，评估宝宝在宫内的安危。临产进入产程后，如果出现脐带绕颈的问题，有可能会随着胎头下降，出现脐带受压从而导致胎心下降甚至胎儿窘迫的可能。所以，在产程过程中要严密观察胎心情况，做好连续电子胎心监护，一旦出现胎心下降，需要改变体位、吸氧，抑制宫缩等对症处理，如果未见好转，为了避免胎儿缺氧、胎儿窘迫的风险，有急诊中转剖宫产的可能。当然，大部分脐带绕颈都不会影响阴道试产，所以，大家不用焦虑紧张，顺其自然，观察即可。

❌ 待产包里的智商税和必备品

待产包是为分娩前后做好万全准备的母婴用品大全，有狭义和广义之分。

狭义指物资方面的准备，有一个准备好的，随时能提走就诊的待产包，可以避免在妊娠晚期如果出现紧急情况，造成手忙脚乱。其实现在你在各个购物平台搜索"待产包"字样，就会跳出一堆产品，但在这些物品清单中，其实也有一部分是比较鸡肋的，大家可以适当甄别，避免浪费。

产妇必备品：

▶ 收纳包。

▶ 各种型号的卫生巾（不推荐裤型，产后不方便医生观察出血量），随着产后恶露量的多少灵活选择。

▶ 防溢乳贴，主要为了隔离乳头和衣物，避免乳头潮湿和污染。

▶ 一次性马桶垫，安全卫生，尤其适用于住院条件较差的大病房，公共卫生间。

▶ 一次性内裤，适合产后恶露较多的一周之内，一周之后可以更换为纯棉的内裤，可以少量准备。

▶ 一次性吸管，可以少量准备。

▶ 无纸屑的棉柔巾、纱布、羊脂膏或者红霉素软膏。

新生儿必备品：

▶ 湿巾，宝宝产妇都可使用。

▶ 棉签，为宝宝准备。

▶ NB 型号纸尿裤，少量准备。因为宝宝很快就需更换为 S 码纸尿裤，所以无须囤货，少量准备即可。

▶ 婴儿洗衣皂。

▶ 宝宝护臀膏，避免红屁股。

"鸡肋"：

▶ 产后护理垫。主要是刚刚分娩结束后，由于伤口疼痛，无法穿内裤，同时用护理垫可以方便医护观察出血量，但是在医院期间由医院提供，出院后回家出血明显减少，伤口疼痛明显减轻，可以穿内裤，垫卫生巾，所以护理垫用得比较少。少量准备即可。

▶ 母乳保鲜袋。刚刚泌乳之初，母乳肯定很少，不用囤货，后期如果母乳多，临时购买即可。

▶ 月子牙刷、牙膏。

▶ 刀纸。

▶ 腹带。剖宫产医院配备，顺产无用。

▶ 月子鞋。用处不大，正常穿棉袜即可。

▶ 月子帽。没必要，产后褥汗期，避免捂汗。

▶ 新生儿肚脐贴，在医院期间使用，回家后脐带应该敞开，不用外敷辅料。

▶ 口水巾。待产包中无须准备，出院后再使用即可。

▶ 出生证明卡包。用处不大。

▶ 奶粉、奶瓶。产后坚持母乳喂养，即便乳汁不足需要混合喂养，为了不影响乳汁分泌，也需要滴管或小勺乳旁受乳，如后期的确母乳不足，可以酌情准备。

再有就是根据孕妇所在家庭的风俗习惯、宗教信仰等合理增减相关用品。

✱ 孕晚期的各种难受怎么破？

所谓孕晚期，是指怀孕 28 周至分娩这段时间，其中，超过 37 周进入到足月阶段。

在晚孕期可能身体也会出现一些常见的症状以及应对处理的措施，教大家该如何应对。

应对下肢、会阴部静脉曲张：适当进行温和的运动，睡眠时抬高腿部，避免长时间站和坐，注意不要提重物，严重者可以穿弹力袜，加强下肢静脉回流，预防下肢深静脉血栓形成。

应对便秘，痔疮：多喝水，多吃高纤维的食品，帮助胃肠蠕动；必要时应用益生菌、乳果糖等药物治疗；养成良好的排便习惯，及时、定时排便。

应对手脚肿胀：坐时抬高双脚；适当控制盐分摄入；尝试按摩和热敷；定期产检，检查血压及尿蛋白情况，及时发现妊娠期高血压疾病。

应对睡眠困难：上床前 3 个小时不要吃太多食物；睡前可尝试热水泡脚或温水淋浴；采用侧卧睡姿以及特殊睡枕；睡前适当减少液体摄入量，避免因为尿频而反复起夜。

✖ 出现哪些异常情况需要急诊就医？

马上就要迎来十月怀胎、一朝分娩的激动时刻了。在欣喜之余，大家一定不要放松警惕，不能走过了漫漫孕期，在最后临门一脚的关键时刻出问题。如果出现了下面这些危险的征兆，一定要及时到医院就诊，哪怕半夜三更，也要去看急诊。

异常阴道出血。

无痛性阴道出血，就是没有自觉腹痛症状，无宫缩的阴道出血。

此类情况往往是前置胎盘造成。孕期定期产检，若超声提示胎盘位置低，孕期一定注意避免剧烈活动，不要提重物，禁同房及阴道内诊检查。孕期出现阴道出血应及时就诊，若妊娠晚期反复出血或者大量阴道出血则有急诊剖宫产终止妊娠的可能。若出现腹痛伴阴道出血，尤其合并有妊娠期高血压、双胎、腹部受过撞击等高危因素，或者胎膜破裂发现阴道流液呈血性同时存在腹痛不缓解、子宫张力高甚至板状腹、胎动异常等症状，应考虑胎盘早剥的可能，必须第一时间就诊，否则可能危及母子安全。

前阵子我刚刚经历了惊险的一幕。

这位小可爱34周产检的时候还一切正常，但是从34～36周身体却发生了急剧的变化。一是体重在短短2周之内增加了3.5千克，36周时突然出现了尿蛋白阳性，血压也接近了140/90毫米贡柱的临界标准。

我当时就觉得不对了，怕出现了子痫前期，这个很危险的，于是建议她住院进一步观察。但是她说第二天家里亲戚婚礼，实在不能缺席。怎么苦口婆心地劝，她都不听，坚持签字拒绝住院。我只能反复叮嘱她，如果有任何风吹草动，一定尽早来医院，等参加完婚礼一定及时办理入院手续。

但是第二天就出问题了。白天忙婚礼，可能也是活动多了，回到家她就出现了腹痛、头晕的症状。最初她也没有高度重视，直到难受了四五个小时，突然出血了，这才慌了神儿了，大半夜到了医院。到急诊时血压170/110毫米贡柱，出血已经变成鲜红色，而且要命的是宝宝胎心只有80次/分钟了。急诊医生当机立断，病房都没有进，直接进手术室剖宫产了！

多么惊心动魄的一幕。医生的判断没有错，就是在妊娠晚期出现了子痫前期，胎盘早剥，术中发现2/3的胎盘已经剥离，如果再晚一步，后果不堪设想，不但宝宝有可能因为胎盘早剥胎死宫内，孕妇也可能会出现子宫卒中、产后出血，需要进行子宫切除甚至危及生命。

看到这里你们是不是也吓出了一身冷汗？其实，越到怀孕晚期，越容易出现各种危险的状况。大家一定要记住一点，医生一定比你专业，不要被所谓的经验蒙蔽了双眼，一定要有良好的依从性，接受医生的意见，一旦有问题，一定要及时就诊。

阴道流液。

在宫缩发动临产前，如果突感大量液体自阴道内流出，或者间断少量阴道流液，都有可能是发生了胎膜早破。此时千万不要站着发呆害怕，一定第一时间躺下，打电话，找救援，及时到医院就诊。尤其臀位胎膜早破，切忌站立走动，以减少脐带脱垂的风险。

头晕、胸闷、眼花、下肢水肿。

首先自行监测血压，若监测血压发现超过140/90毫米汞柱，或者症状加重，应及时就医，复查尿蛋白，进一步监测血压。医生会根据孕周、症状、血压、尿蛋白及既往病史做出综合判断，进一步处理。

周身瘙痒。

一般在妊娠中晚期出现，始于手足等肢体末端，逐渐向躯干发展，夜间明显，日间稍减轻，严重时可能出现皮肤及巩膜黄染。应在产前检查时及时跟医生反映这一症状，加行血清胆汁酸检查，排除妊娠期肝内胆汁淤积症，如果出现胆汁酸升高，可能需要药物治疗，甚至适时终止妊娠。不过如果胆汁酸正常的情况下，也可能只是单纯的妊娠期痒疹或者湿疹，对症治疗就可以，但是前提是，要排除最严重的情况方能继续等待观察。

恶心、呕吐、上腹部不适。

如果没有不洁饮食、没有高温酷暑，千万不要简单地给自己诊断个中暑呀、胃肠炎之类的问题，如果症状持续加重，不缓解，甚至伴有皮肤、巩膜黄染，一定及时就诊，行肝功等检查，排除妊娠期急性脂肪肝的可能。

胎动异常。

步入妊娠晚期，每天孕妇的必修科目就是胎动计数。如果发现胎动明显增加，自查一下，看看有没有饥饿、疲劳、情绪紧张等不适或者进食咖啡、可乐等饮料，如果有，及时纠正，继续观察，胎动恢复正常就不必过于紧张；但如果胎动频繁之后出现胎动持续减少，或者胎动次数明显减少，少于前一天胎动次数的50%，就一定要及时就诊，行胎心监护，评估胎儿的宫内状况，甚至进一步行胎儿生物物理评分或者OCT试验，来评估胎盘功能以及胎儿的宫内储备状况。如果出现胎盘功能减退、胎儿窘迫等情况，有适时终止妊娠的可能。

以上简单为大家总结了一下妊娠晚期可能出现的不适，以及需要及时就诊的症状；如果出现问题，希望大家能做到临危不乱，沉着应对，尽早就医。

高龄孕产也轻松——从初产到三胎

分娩篇

🦋 大宝顺产的我，可以再次顺其自然吗？

孩子的分娩方式，无非就是顺产或者剖宫产，再怀上二宝、三宝，其实大多数时候就是把之前的路再走一遍，因此很多妈妈就会认为，自己是过来人了，很有经验了。

不可否认，这种经验是很宝贵的。很多人对分娩有恐惧的情绪，是源于对这个过程的未知，而一旦经历过，当再次面对时，就会从容很多了。但是，往往很多人也会被所谓的"经验"误导。再次经历怀孕、分娩，还是有一些需要重点关注之处的。

一胎如果是一次顺利的自然分娩经历，生二胎时大概率还是可以自然分娩的，除非一些特殊情况，如前置胎盘、臀位、胎儿过大、突发紧急情况等。比如二胎时出现了完全性前置胎盘，这点没得商量了，相当于宝宝出来的"门"被堵上了，只能剖宫产终止妊娠（还有几种情况也会大大增加试产失败和剖宫产的风险）；再比如二胎臀位，尤其是估计胎儿体重超过 3.5 千克，这时不是不可以尝试自然分娩，只是由于臀位接生难度大、后出头困难、风险高，很多妈妈不敢承担风险，只能选择剖宫产；再者就是妈妈的骨盆条件相对较差，如骨盆出口轻度狭窄，而二胎的体重又没有控制好，明显超过头胎，甚至估计胎儿体重超过 4 千克，有巨大儿的可能，这种情况也有可能增加试产失败进而中途转剖宫产的风险。另外，在产程过程中，如果出现了胎心明显减速，胎儿窘迫，宫口没有开全，无法上产钳或者胎吸助产，短时间内无法生出来时，为了避免胎儿宫内缺氧，也可能会遗憾地选择急诊剖宫产。

在上述种种可能中，有一些是我们不能人为控制的，比如中央型前置胎盘，一旦出现，我们只能选择接受；但是，有些情况是我们可以控制的，比如对于胎儿体重的管理，只要按照之前给大家介绍的方法，孕期尽量严格控制体重，让宝宝的体重尽量不要超过前一胎过多，那么基本上试产都会成功的，毕竟在生前一胎的时候，你的产道已经经过了充分的扩张，在生二胎三胎时往往会有事半功倍的效果。

✖ 曾经有过剖宫产，再次生育就一定需要剖宫产吗?

不一定的。上次生育是剖宫产，由于子宫上留有瘢痕，再次生育时，由于惧怕在试产过程中有子宫破裂的风险，大多数人还是会选择剖宫产的。但是，后面还可能会有三胎的生育打算，因此还是会有一部分人是希望能有机会自然分娩的。**而对于曾经有过剖宫产史的人，是否能够选择阴道试产，是有严格要求，需要充分评估的。**应评估的因素包括：

第一次剖宫产的指征：如果初产是因为臀位、胎儿窘迫等指征实施的剖宫产，而非产程异常或者骨盆因素而选择剖宫产，那么再次生育可能会有试产的机会。但如果第一胎本身就是因为产程进展不顺利、产程停滞而进行的剖宫产，那么第二胎就不建议进行阴道试产了。

此次妊娠胎位及胎儿的大小：如果胎儿是头位，并且胎儿属于中等大小（一般在 3.5 千克以下），是有阴道试产条件的。

孕妇的年龄：如果孕妇的年龄超过 35 岁，属于高龄孕妇范围，不建议阴道试产，因为本身高龄孕妇在阴道分娩过程中发生子宫破裂、产后出血的风险明显升高。

此次妊娠剖宫产瘢痕连续性、厚度：剖宫产瘢痕的情况是此次孕期检查过程当中需要重点监测的内容，如果发现瘢痕连续性差、瘢痕憩室或者瘢痕愈合不良等情况是不能进行阴道试产的。

选择分娩的医院：医院是否具有紧急剖宫产的能力，是否能完成"5分钟"剖宫产、是否具有充足的血源储备，这些都是在考虑的因素范围内。

如果满足上述条件，是有机会阴道试产的，但是在尝试的过程中，一是自己要关注一下原来剖宫产切口的位置，也就是医生说的子宫下段的位置，有没有明显的疼痛。如果有明显的局限性疼痛，一定要及时反馈给医生。二是医生要时刻关注胎心情况以及孕妇尿液颜色，如果出现瘢痕部位的疼痛、胎儿窘迫、血尿等问题，都提示可能有先兆子宫破裂，甚至子宫破裂的风险，需要当机立断，及时剖宫产终止妊娠。

❀ 要确保分娩提前和推迟，皆有预案

提到分娩的提前或者延迟，大家心里一定有一个时间坐标作为参照物，这个坐标就是所谓的"预产期"。

大家往往认为，在预产期之前分娩，就是提前了；在预产期之后分娩，就是推迟了。所以，在大家心目中，预产期是一个非常重要的时间节点。但其实在医生眼中，预产期只不过是推算出来的一个时间。

比如如果你的月经规律，基本能维持在28～30天，并且

157

如果你能准确地记得末次月经的时间，那么，预产期的月份就是你末次月经的月份 +9 或者 -3；日期就是你的末次月经的日期数 +7。举例说明：比如末次月经是 2022.1.1，那么预产期就是 2022.10.8。但是如果你的月经周期不规律，或者有人记不住末次月经的时间，就不能用上面的公式推算预产期了，此时就需要借助超声的帮助。进行超声检查时，我们可以用超声测量胎芽的大小，再用胎芽的毫米数 +42，就是目前的怀孕天数，之后对着日历往前查，就能推算出你末次月经的时间，最后利用上面的公式，就能进一步推算出预产期了。举例说明：比如 2022.1.1 这天，你做了超声提示胎芽是 5 毫米，此时相当于怀孕 5+42=47 天，如此推算，你的末次月经时间就是 2021.11.15，这样再继续推算预产期即为 2022.8.22。

上面的计算方式对于大家来说可能会有一点点难，不用非得学会，推算末次月经和预产期的任务交给医生就行。告诉大家这些推算方法是想说，**所谓的预产期只是一个推算出来的时间，一般有一周之内的出入都是可以接受的，大家不用为了一天两天的差距过分纠结；而且，不是说到了预产期还不生就有问题，也不意味着没到预产期生了就是提前了，宝宝会不成熟。**

在医生的临床处理原则中，预产期固然重要，但只是诸多时间节点中的一个。下面给大家介绍一下孕晚期的几个重要的时间坐标以及医生的处理原则。

孕 35 周。

根据 2014 年《早产临床诊断与治疗指南》中提供的数据显示，70% 以上的早产发生在 34 ～ 36 周；在排除孕妇有妊娠期糖尿病的情况下，过了 35 周，胎儿的肺基本就能发育完善，接近成熟，所以即便有早产发生，35周后的早产儿因肺发育不成熟导致的肺不张概率会很低，对外界的适应能力也很强了，故35周之前如果出现先兆早产的症状，需要用地塞米松促胎肺成熟＋抑制宫缩，保胎治疗，尽量延长孕周；而孕周超过35周，就可以不用促胎肺成熟＋保胎治疗了。

37周。

就是胎儿足月的时间节点。胎儿足月后，孕妇随时都可能会有见红、破水、宫缩发动、临产，所以此时就需要全家警戒，做好随时入院的准备了。

39周。

如果有剖宫产指征，比如初产臀位、瘢痕子宫、骨盆狭窄等情况，那么过了39周就可以选择择期剖宫产终止妊娠了。

40周。

也就是预产期的日子。妊娠期糖尿病的孕妇，如果血糖控制满意，但是还没有自然临产，此时就不能继续等待了，需要根据宫颈评分的情况，采取催引产的方式人为促进宫缩发动，进入产程；而如果孕妇情况一切正常，胎动、羊水量均无异常，此时即便过了预产期，还是可以继续等待的，只是在接下来的一周内，需要3天就进行一次产检，并且需要严格计数胎动，一旦出现产检情况异常、羊水进行性减少或者胎动异常等情况，都需要及时住院进行干预。

41周。

到了41周已经属于延期妊娠，如果再继续等待下去，胎盘功能可能会出现急剧下降，慢性胎儿宫内缺氧、羊水过少、巨大儿等风险明显增加。所以，如果到了41周还没有动静，不管是什么情况，孕妇都需要住院进行干预。一般建议 41^{+3} 周前就需要结束战斗了，一旦发生超过 42 周的过期妊娠，母婴风险都会明显增加。

不过，上述时间节点的临床处理原则适用于孕期产检一切正常，没有合并症的情况，如果遇见了特殊情况，就需要具体情况具体分析了。比如，如果出现了妊娠期高血压、子痫前期，为了避免血压进一步升高，往往需要提前干预，适时终止妊娠；糖尿病，尤其是孕前即诊断了糖尿病，此次怀孕是糖尿病合并妊娠的，过了 38 周，或者血糖控制不好的情况下，也可能需要提早终止妊娠；其他跟怀孕相关的合并症，比如妊娠期肝内胆汁淤积症、妊娠期急性脂肪肝等问题，一经诊断，为了避免威胁母婴安全，也需要尽早终止妊娠。再者，如果在妊娠晚期出现胎动异常，胎心监护提示胎儿窘迫、羊水进行性减少，尤其当诊断为羊水过少等状况时，都需要适时终止妊娠。

✖ 是"诈和"还是真的发动？

我们产科大夫在值夜班的时候经常会接这样的急诊——"大夫、大夫，我肚子疼起来了！我是不是要生了？快给我检查一下吧！"在这样的急诊中，有一部分是真的临产了，医生一查内诊，宫口已经开了。这种情况没得说，直接就收入院了。但也有一些"诈和"的，就是医生一查内诊，宫颈还很长、很韧、很紧，再看看宫缩，可能没来医院之前真的有一过性"很疼"的时候，可是慌慌张张来医院后就没有那么疼了。这种情况，往往都会被医生劝返，回家继续等待真正的宫缩发动。有些性子急的孕妇，可能在孕晚期会拉好几次假警报，搞得自己身心俱疲。

那么，怎么鉴别自己到底是真临产还是假临产呢？

咱们先对比看一下初产的临产判断。跟大家说个小秘密，我特别看不了电视剧中生孩子的桥段，这边一捂肚子，就会大喊一声"好疼呀！"然后就会瘫坐在地，接下来就是大汗淋漓，大喊大叫，镜头一转，孩子就出来了。

这个表现形式是有一点夸张的。宫缩最初发动的时候，疼痛强度不会那么强，能够导致临产的宫缩一定是进行性加重的。对于初产来说，临产时出现的宫缩是规律的，间隔时间逐渐缩短，持续时间逐渐延长，并且强度是逐渐加强的，继而进行内诊检查，发现宫颈管逐渐缩短，宫口逐渐开放，才能判定正式进入了产程。简单点说，就是所谓的"511"法则，即5分钟左右出现一次宫缩，每次宫缩持续时间接近1分钟，并且这种规律宫缩的状况持续了1个小时的时间，此时大家就不要再在家里等了，需要及时到医院让医生做内诊检查。如果的确宫口开了，就需要住院待产了。

而对于有过分娩经验的经产妇来说，由于宫颈和产道曾经经过扩张，尤其二胎分娩距离一胎的时间较近，在2～3年之内，再次分娩相对初产来说就会容易很多。上述的"511"法则对于经产妇来说就不适用了，而且，二胎急产的风险也会明显增加。所以，一旦出现7～8分钟间隔的规律宫缩，**就要及时去医院就诊了。医生会根据宫缩以及宫颈的情况，评估是否收入院进行待产观察。**因为怕二胎产程进展快，医生在收入院的把控中，会适当放宽指征。

按照上面的描述，宫缩能一直维持下去，大家都能顺利地进

161

入产程，但怕就怕明明准备去医院的时候宫缩很强，可是睡了一觉，宫缩却明显减弱了，有人甚至因为宫缩没了，还得出院继续回家待产。这是为什么呢？

其实这跟人体内缩宫素的分泌有关。在夜间，缩宫素分泌高峰出现，并且人对缩宫素的敏感性高，因此很多人都是在夜间宫缩发动临产的。但是一夜过后，缩宫素的高峰过了，敏感性降低了，疼痛也就没有那么明显了，宫颈也没有明显的变化，那么只能以"假警报"告终了。一次假警报，我们还可以耐心等待，但是如果连续两三天都是如此，大家就要警惕了，因为反复低强度的宫缩出现，迟迟不能临产，可能提示会有一些潜在的异常情况，比如骨盆条件不好、胎儿入盆的姿势不好，等等。而且，即便是低强度的宫缩，也会造成子宫肌肉的疲劳，就相当于一场低速长跑，你的子宫肌肉也会因为反复宫缩逐渐变得疲劳，那么后面临产时发生宫缩乏力、产程进展慢，甚至产后出血的风险也会增加。

所以，对于反复出现的迟迟不能临产的假性宫缩，为了避免子宫肌疲劳，医生会选择在夜间给孕妇肌注100毫克杜冷丁，起到镇静安眠的效果，把假宫缩打掉，让孕妇充分休息，也让子宫肌壁充分地放松。相当于蓄积力量，厚积薄发，后面一旦真正有了宫缩发动，也会更有力量，有利于避免宫缩乏力，加速产程，预防产后出血。

到了孕晚期，大家要做到的就是充分休息、保持体力，放松心情，不要熬夜，不要为了所谓的促进临产，逼自己去爬楼梯搞得自己疲惫不堪。一切顺其自然，如果出现了反复"诈和"、拉假警报，应及时接受医生的意见，给予必要的药物干预即可。

🐝 先破水、先见红，哪个需要剖宫产？

这个问题不能一概而论，还是要具体情况具体分析的。

首先我们来聊聊什么叫"见红"。

所谓见红，就是到了孕晚期，宫颈内口周围会有毛细血管发生破裂出血，跟宫颈阴道分泌物混合在一起排出，其实就是少量的阴道出血。由于量很少，褐色、咖啡色、粉色都有可能，有时也会跟宫颈黏液栓一起混合排出，有点类似于红色胶冻样的黏稠液体。有数据表明，见红后有一半左右的孕妇会临产，但是也有人，即便见红了一个星期，也迟迟没有宫缩发动。

对于只是在正常待产、没有绝对剖宫产指征的孕妇，如果只是单纯见红或者有宫颈黏液栓排出，都不是剖宫产指征。大家也不用担心，只要出血量不多，没有超过曾经的月经量，都无须特殊处理，可以继续等待的。但是，对于一些特殊情况，大家还是要高度重视的：

如果产检过程中超声提示前置胎盘，尤其是完全性或者部分性前置胎盘，已经计划好需要剖宫产终止妊娠，一旦孕晚期出现见红，甚至阴道出血有增多的趋势，就需要提早剖宫产了。

产检超声如果提示脐带帆状附着（就是脐带不是附着在胎盘上，而是附着在胎膜上），一定要注意排查一下是否有前置血管。如果证实的确有前置血管存在，是不能阴道分娩的，在孕晚期一定注意。如果出现阴道出血，尤其是鲜红色出血，可能同时伴有胎动异常，此时很可能是发生了前置血管破裂，一定要立刻就诊，一经证实急诊剖宫产终止妊娠。

一些计划好需要择期剖宫产的情况，比如有剖宫产史或者子宫肌瘤剔除史的瘢痕子宫、初产臀位拒绝阴道试产、双胎等情况，如果出现见红，但是没有其他异常情况，见红并不需要立即剖宫产，但是如果孕周已经超过 38 周了，是可以择期剖宫产的。

接下来，我们再聊聊什么是"破水"。

大家还记不记得很多电影里面的同一个桥段，角色站在沙发上，突然有液体顺着腿流下来。这就是一个"破水"比较典型的表现。在没有临产之前，如果出现胎膜破裂，羊水流出，我们称之为胎膜早破，俗称"破水"。但当时电影里对于破水瞬间的处理是不对的。

大家在孕晚期如果一旦发现有大量液体流出，第一时间就要意识到自己的胎膜可能破了，就要立即躺下。**尤其如果是二胎、三胎破水，由于宫口比较松，突然破水会有脐带脱垂的风险，要尽快平卧。**平卧位是有可能会减少羊水流出，避免脐带脱垂。

比较典型的大量羊水流出，大家从判断和识别上来说其实并不难，但是临床中还有一种高位破水的情况，就是破口位置比较高，羊水流出量小，或者是伴随体位改变，出现间断的阴道流液。这时大家就会比较疑惑自己的内裤怎么总是湿湿的，外阴总是潮潮的？

遇见这种情况，大家还是要当机立断去医院就诊的。我们有一种比较敏感的，测试是否有胎膜早破的试纸，效果是远远好于传统 pH 试纸的。如果测试试纸是阳性的，那么就证实出现了胎膜早破，就需要收入院进一步处理了。而接下来是生是剖还是要个体化对待的。

在足月单胎的孕妇中，胎膜早破的发生率约为 8%，破水以后由于羊水流出，羊水中的前列腺素是可以促进宫颈成熟的。宫颈逐渐成熟后又可以诱发宫缩，宫缩发动后就可以进一步促进宫颈缩短，宫口开放。基于这个原理，**足月后的胎膜早破常常是即将临产的先兆**。50% 的孕妇在胎膜破裂后 12 小时内自行临产，20% 的孕妇在 12 ～ 24 小时内临产，25% 的孕妇在 24 ～ 72 小时内临产，5% 的孕妇 72 小时内仍不能临产。

胎膜早破的主要并发症是宫内感染。破膜时间越长，临床绒毛膜羊膜炎、宫内感染的风险就越大，进而可能导致产妇的产褥感染、新生儿感染、败血症等。

对于产检过程中未见异常情况，计划阴道试产的孕妇，一旦破水，为了避免感染的风险，等待的时间不宜过长。如果破水 2 小时后，没有规律宫缩，就需要采取积极的进一步措施了。可以根据宫颈评分，选择缩宫素静点引产或者前列腺素制剂阴道上药促进宫颈成熟。有数据表明，无剖宫产指征的孕妇破膜后 2 ～ 12 小时内积极引产可以显著缩短破膜至分娩的时间，并且显著降低绒毛膜羊膜炎及产妇产褥感染的风险，而不增加剖宫产率和阴道助产率及其他不良妊娠结局的发生率。

而对于上面提到的，**有剖宫产指征的孕妇，一旦发生破水，就不要再继续等下去了，需及时就医**。尤其臀位一旦破水，发生脐带脱垂的风险会明显增高，基本都是需要急诊剖宫产的。

✤ 高龄孕妇一定需要剖宫产吗？

高龄孕妇不一定需要剖宫产，需要根据个体情况具体分析。

之前备孕的篇章咱们就讲过，现在生育年龄后推，生育政策调整，高龄孕妇占比越来越高。2017 ～ 2020 年间，我国每年的高龄孕妇超过 300 万人。为了保证母婴安全，从国家的妇幼保健政策制定层面到各个医院的执行层面，对于高龄孕妇都给予了高度的重视。

当今社会，很多人从外表上是看不出来年龄差别的，而且，很多人活的就是个心态，虽然年龄不小了，但是必要的健康锻炼、营养均衡、身体保养一样也不少。所以从分娩方式的角度讲，不建议说你年龄大了，没有力气生了，就得剖宫产！还有就是很多高龄女性不是初产妇，而是生二胎、三胎。如果一胎是自然分娩的，那么再次分娩的难度会下降很多，所以因为年龄大去选择剖宫产就大可不必了。

而且，**高龄本身不是剖宫产术的指征**。有数据表明，40 岁以下的孕妇，其阴道分娩的成功率及安全性与适龄初产妇是没有显著差异的；当然，凡事也不能强求，对于有强烈剖宫产分娩意愿的高龄孕妇，坚决拒绝阴道试产的话，也可以酌情放宽剖宫产术的指征。

对于既往有剖宫产术史的高龄孕妇，如果有强烈的阴道试产意愿，经过评估具备阴道试产条件，充分告知风险，如果在孕妇愿意承担一定风险的前提下，可以尝试阴道试产。但对于有剖宫产史的高龄孕妇，尽量还是推荐再次剖宫产终止妊娠的。

另外，对于选择阴道分娩的高龄孕妇，在产程过程中，也要关注几个方面：

在产程过程中要关注孕妇的精神状态。家人和医生要共同努力，对孕妇进行积极正面的引导，树立孕妇阴道分娩的信心，而不是一味拿高龄说事，给孕妇泄气。

医生需要高度关注孕妇血压的情况。高龄孕妇在产程中发生血压升高甚至子痫的风险会增高，需严密监测，一旦发现血压升高，需要及时给予处理。

在产程中要注意能量的补充。可以少食多餐，进半流食，避免孕妇过度体力消耗。

注意观察宫缩情况。如果一旦发现宫缩乏力，及时用缩宫素加强宫缩，胎儿娩出后及时用促进宫缩的药物预防产后出血。

如果条件允许，尽量给高龄孕妇进行分娩镇痛。

再有，就是如果有产程进展异常或者孕妇不愿意继续坚持下去，坚持想要剖宫产终止妊娠，也可以考虑适当放宽指征，中转剖宫产。

✤ 女性之光——"无痛分娩"

曾经我们生孩子是在顺产和剖腹产之间左右摇摆的，其实最大的影响因素就是因为疼，无法忍受宫缩的疼痛！尤其二孩政策没有放开之前，大家会认为，反正以后也不生了，再加上对阴道试产优点的宣教的欠缺，很多人认为剖宫产一刀解决问题，省了十几个小时死去活来的痛苦折磨。所以导致在 2000 ～ 2010 年，我国的剖宫产率飙升，甚至在个别医院，能达到 90% 以上。

今天，随着二孩、三孩生育政策的到来，并且随着自然分娩诸多益处的全民普及，大家逐渐意识到了自然分娩的好处。但是，分娩的疼痛仍然是不能回避的一个重要问题。"无痛分娩"的横空出世，无疑成了女性之光，它可以让孕妇有一个全新的体验，有一种"从地狱到天堂"的感觉。

但对于这个所谓的"新生方式"，大家还不是很了解。其实

167

谈到分娩镇痛，并不是我们产科医生的专业，应该是麻醉科医生的话题，但是由于分娩镇痛跟产科的自然分娩有着千丝万缕的联系，所以这里想从一个产科医生的角度来和大家聊一聊所谓的"无痛分娩"。

分娩镇痛在我国的推行已经有30多年的历史了，但是我国的分娩镇痛普及率还有待提高。在北京医疗条件比较好的大型综合三甲医院比如北大妇儿医院、北京妇产医院，也就只有30%～40%的普及率；在一些医疗条件欠缺的地区，普及率都不足10%；在一些比较高端的私立妇产医院，由于比较重视孕妇的分娩体验及人文关怀，分娩镇痛的普及率会明显升高。原因是多方面的，比如缺乏麻醉医生、民众对于分娩镇痛的诸多顾虑、惧怕多产程的影响、担心副作用等。

大家的担心主要是因为对分娩镇痛的过程不甚了解，希望通过下面的讲解，让大家能够对分娩镇痛有一定的了解，消除疑虑。

首先来聊聊"无痛分娩"和"分娩镇痛"有什么区别。

分娩疼痛主要来自子宫收缩、宫颈扩张、盆底组织受压、阴道扩张、会阴伸展，这些变化被传导到大脑痛觉中枢从而产生疼痛。

据调查，15%的孕妇能感觉到轻微疼痛，35%的孕妇感觉到中等程度疼痛，50%剧烈疼痛，难以忍受，其中20%的孕妇感到极其严重的疼痛，甚至达到了"痛不欲生"的地步。

那么医生是怎样界定分娩痛的呢？最常用的是视觉模拟评分法（VAS法）来评估疼痛。0分是无痛，10分是剧痛，那么在宫缩比较强烈时，疼痛的程度普遍处于7～8分。虽然没有达到

10 分，但因疼痛持续时间比较长，从几个小时到二十几个小时不等，所以一些过来人往往用"生不如死"这四个字来形容。

而实际上所谓的无痛分娩中"无痛"这个定语对孕妇来说，可能是一个误导，因为我们的**镇痛干预措施是不能达到 100% 无痛的**。我们所实施的医学干预能达到镇痛效果，明显减轻疼痛，保留轻微的子宫收缩感觉就对了。

所以，称其为分娩镇痛可能会更准确一些。据统计，分娩镇痛后 97% 的产妇对镇痛效果表示满意，疼痛的强度能降低一半以上，疼痛的评分能从 7 ～ 8 分降至 3 ～ 4 分。产痛的适当缓解，意识清醒的母亲对生产过程的全程参与以及愉悦的待产，都为顺利生产提供了有利条件，产妇也基本上可以体验到"从地狱到天堂的感觉"。

那么，分娩镇痛对孕妇和宝宝有影响吗？

首先从对产程进展的影响来看，分娩镇痛**可能会缩短第一产程**（从临产到宫口开全），对第二产程的影响不大（宫口开全到胎儿娩出），但在用力分娩的过程中，如果麻醉深度较深，孕妇下肢会无力或者没有感觉，此时可以适时暂停镇痛泵，使孕妇恢复下肢感觉和力量。

从对分娩方式的影响看，分娩镇痛**并不增加中转剖宫产的比率，也不增加产钳、胎吸的助产率**。而且，如果因为特殊原因需要中转剖宫产，一般不需要重新进行麻醉穿刺、置管，利用原置管追加给药即可，尤其适用于急诊剖宫产甚至 5 分钟剖宫产等紧急情况。

对宝宝的影响大家也不用担心。镇痛药物为剖宫产手术用麻醉药的 1/10，通过胎盘的药物微乎其微，**对宝宝来说是很安全**

的。同时，麻醉用药在产后24小时内即可代谢出去，经乳汁分泌量极少，**也不影响产后哺乳。**

用了分娩镇痛有以下注意事项：

一般初产妇宫口开大2厘米、经产妇宫口开大1厘米后，会进行分娩镇痛。在真正操作之前，会有一个小小的局麻，在针刺入皮肤的过程中，会有一点疼痛的感觉，但是程度轻微，是无须紧张的。你要做的就是尽量不要动，维持住医生事先给摆好的"大虾"体位。如果恰有宫缩出现，及时告知医生，可以暂停操作。

置管成功，用药后很快就会起效，待疼痛明显缓解后，就好好调整一下情绪，以休息为主，最好是睡一觉以养精蓄锐。因为我们倡导的是"可行走的分娩镇痛"，即在孕妇下肢力量允许的情况下，是能下床活动的，但如果已经破水了，就不要下床活动了。

为了补充能量，可以少量多次进流食或者半流食，但如果吃不进去，也不要勉强，医生可以通过静脉补液提供必要的能量供应。

并且每隔2～4小时需要排尿1次，如果因为分娩镇痛，没有排尿的感觉，可留置尿管，促进膀胱排空，以防膀胱过度充盈影响产程进展。

🦟 二胎三胎产程中出现了哪些异常情况需要急诊剖宫产？

在怀孕晚期，医生会根据胎位、胎儿大小、孕妇的骨盆情况、身体状况进行综合评价，跟孕妇充分沟通，初步定下来是生是剖。如果决定了阴道试产，一定是基本具备了自然分娩的条件的。一旦进入产程，医生会适时进行内诊检查，了解宫口开大情况、胎头下降情况；进行胎心监护，了解胎心情况；进行生命体征监护，了解孕妇身体状况。在这个过程中，大家都希望能平平安安、顺顺利利。但是这个过程中，总有一些突发状况，可能会影响到产程进展，甚至威胁到母婴安全。

不过，这里咱们聊一个题外话。在好多影视剧当中有这样的桥段，产房外面一位焦急等待的父亲，被急匆匆跑出来的护士告知"孩子生不下来！保大人还是保孩子？赶紧决定！"这里咱们不对编剧的想象力做出评判，毕竟艺术来源于生活而高于生活。但是这种情节往往会对大家造成误导，我的闺密生孩子的时候就真的跟他的老公交代过，"如果医生问保大人还是保孩子的时候，你一定要说保大人！"

其实在现实的临床处理中，真的不存在"保大人还是保孩子"的两难选择，医生要做到的，是尽最大可能保证母婴安全，大人、孩子都是要保的，不存在取舍关系。

由于产科的特殊性，有时出问题就是在几分钟之间。电光石火间，就需要医生当机立断，做出正确的选择。而此时，可能是对医生的业务能力、应变能力的最严峻的考验。有时候医生会面临两难的选择，比如是继续生还是中转剖宫产？是上产钳、胎吸助产还是剖宫产？如果真的遇到了像子痫、羊水栓塞、心跳骤停这些要命的事儿，医生一定会全力扑上去抢救，哪还能问你保大人还是保孩子这类的问题呀！

不过，在观察产程进展的时候的确能遇到一些特殊情况，需要医生更改既定方案，选择剖宫产终止妊娠。此时，医生一定会跟孕妇以及家属充分告知目前出现的问题以及可能出现的风险，在孕妇及家属充分知情同意并且签订手术同意书的情况下，才能进一步推进。有时候会有一定的时间让大家考虑一下再做出选择，但有时情况非常紧急，没有时间拖延，为了让大家处变不惊，及时做出决定，下面我们就聊聊，遇到什么情况需要中转剖宫产。

常见的需要中转剖宫产的情况。

产程进展异常：这点在经产妇中，发生概率比较低，因为经产妇毕竟经历过自然分娩的过程，产道经过扩张，生第二胎第三胎还是比较容易的。但是如果你的骨盆不是很宽，而胎儿由于体重没有控制好，估计体重明显大于头胎，或因为相对头盆不称、持续性枕横位、持续性枕后位等原因，导致产程进展不顺利，就有剖宫产的可能。

特殊情况试产失败：臀位、双胎等情况下，由于曾经有过分娩经历，阴道试产的成功率还是比较高的。但是在产程观察中，如果进展不顺利，比如双胎、双头位，两个胎头碰撞在一起，都不能顺利入盆，导致宫口不开，就需要剖宫产终止妊娠了。

宫内感染：如果胎膜早破，并且时间过长，有可能导致宫内感染，表现为孕妇体温升高，羊水浑浊，血象中白细胞、中性粒细胞百分比、C反应蛋白升高等情况，估计短时间内无法结束分娩，可能就需要剖宫产终止妊娠。不过由于二胎三胎宫颈条件好，即便胎膜早破无法自然临产，经过药物干预后很多还是可以实现临产快，产程短，所以因为宫内感染中转剖宫产在二胎三胎中还是比较少见的。

胎儿窘迫：在产程中经过连续胎心监护，发现频繁地变异减速、晚期减速甚至延长减速，胎头位置高或者宫口尚未开全，无法利用产钳、胎吸助产，预计短时间内无法结束分娩时，为了避免胎儿宫内急性缺氧，也需要剖宫产终止妊娠。

瘢痕子宫试产，先兆子宫破裂：原来的剖宫产瘢痕部位就是一块薄弱地带，由于瘢痕组织的弹性、延展性比较差，在强大的宫缩压力下，就有可能出现瘢痕部位发生先兆破裂甚至子宫破裂的风险，表现为瘢痕部位明显疼痛、胎儿躁动、胎心监护异常甚至胎儿窘迫、血尿等。这是非常危险的情况。其实大家在再次生育时不敢选择试产，很多也是惧怕子宫破裂的风险。此时需要医生及时识别症状，做出正确的判断，当机立断，立即剖宫产终止妊娠。

脐带脱垂：大家还记得之前讲过我的惊心动魄的经历吧？经产妇由于宫颈内口相对较松，加上胎头位置比较高，破水后发生脐带脱垂的风险本身就比头胎高。一旦医生在检查时发现脐带脱垂，在阴道里进行内诊的手就不能再拿出来了，需要尽量上推胎头，避免胎头持续压迫脐带，导致胎儿供血供氧中断。此时医生需要跪在产床上直接跟孕妇一起被推进手术室，或者因为情况紧急，为了挽救胎儿生命，在产房内就地剖宫产。

后三种情况如果一旦出现，基本是不容你考虑的，一旦拖延时间，就会严重威胁母婴的生命安全，而医生一定是比你专业的，此时一定要立即接受医生的意见，在手术同意书上签字，不要因为自己的顾虑，丧失了抢救生命的最佳时机，造成自己一辈子的遗憾！

173

🐝 我不想用"产钳、胎吸",怎么办?

关于"产钳"和"胎吸"大家可能比较陌生。其实这是在第二产程中,经常会用的手术助产器械。在有指征的情况下,可以借助其中之一,来达到尽快分娩,甚至挽救宝宝生命的目的。

先给大家一个初步的认识,了解一下产钳和胎吸的样子。

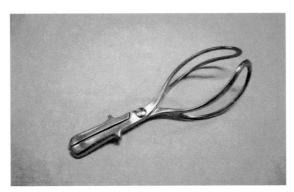

▲产钳

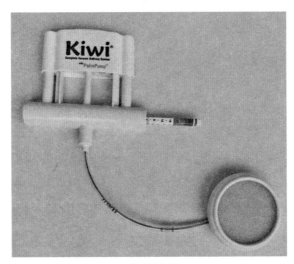

▲胎儿吸引器

高龄孕产也轻松——从初产到三胎

想利用产钳或者胎吸助产，必须满足几个条件，一是宫口一定要开全；胎膜已经破裂；胎头的骨质部分足够低，要达到坐骨棘水平下 3 厘米；需要经过医生的充分评估，在孕妇和家属知情同意并签字的情况下才能实施。

产钳应按照正确的方式，置于宝宝的胎头两侧，扣合钳柄，在宫缩产生的强大的推力下，孕妇配合宫缩向下用力，医生向下牵拉产钳，三者产生合力促使胎头顺利娩出。

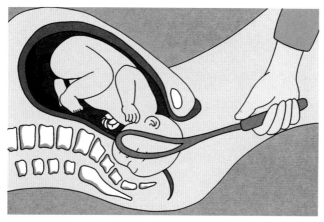

▲产钳示意图

胎吸则是医生将胎头吸引器的吸盘放置在正确的位置，加压使胎头和吸盘间形成负压，这样吸盘就紧紧地贴合在胎头上，牵拉吸引器的另一端会产生拉力，加上宫缩和孕妇用力产生的合力，协助胎头娩出。

从上述的操作中，大家可以看出，器械作用于胎头以及软产道，可能会在宝宝的脸颊上留有压痕甚至造成皮肤破损；胎吸可能会增加胎儿头皮血肿的风险；手钳或胎吸助产还有可能会增加宝宝发生肩难产、锁骨骨折，增加产妇发生软产道裂伤的风险……但是，即便有上述的风险存在，**在关键时刻，产钳或者胎吸仍然是能救命的法宝**，在第二产程胎儿娩出的过程中大有裨益，而且从风险对比来看，还是小于剖宫产的。

那么，什么情况下能够用到产钳或者胎吸呢？

第二产程延长。

在产程中，每一个阶段都有严格的时间要求，如果出现了时间的延长，就可能会增加母婴的危险和损伤，所以在每个阶段都不能无限制地等下去，需要适时采取干预措施。比如在胎儿娩出的第二产程，从宫口开全到胎儿娩出，在有分娩镇痛的情况下，初产妇不能超过 4 小时，经产妇不能超过 3 小时；在没有分娩镇痛的情况下，初产妇不能超过 3 小时，经产妇不能超过 2 小时，超过上述时限即为第二产程延长。此时在满足条件的情况下，可以借助产钳或者胎吸尽快结束分娩。

在第二产程用力分娩的过程中出现了胎心减速。

从连续胎心监护中发现如果胎心减速频繁出现或者持续时间长不缓解，为了避免胎儿发生急性宫内缺氧，就需要借助产钳或者胎吸短时间内结束分娩。

在孕期合并内科疾病。

比如高血压、心脏病等问题，为了避免产程中过度用力，增加子痫或者心衰的风险，可能需要放宽指征，提早借助产钳或者胎吸结束分娩。

在臀位助产的过程中，娩出困难。

由于胎臀娩出后可能会出现后出胎头困难，此时可能需要借助产钳的辅助。

当出现上述情况时，基本上没得商量，大家一定要及时接受医生的建议，进行产钳或者胎吸助产。但是，因为可能存在诸多风险，大家还是心存芥蒂的，如果在孕期我们能尽一份努力，控制好胎儿体重，尽量使产程过程平顺，也就能尽最大可能避免用到产钳或者胎吸，所以孕期大家要重视以下几个方面：

积极控制孕妇体重增长以及控制胎儿体重，这个内容在孕期体重控制篇有详细讲解，大家可以参考一下。适中的胎儿大小，最好在 2.75～3.25 千克，可以降低第一产程末和第二产程发生相对头盆不称的风险。试想一下，生一个 4 千克的孩子和生一个 3 千克的孩子，这个难度是不能同日而语的。

孕期严密产检，及时发现内科合并症，如糖尿病、心脏病、高血压等问题，严密观察，积极配合治疗、改善症状。

孕期可以适当进行腰腹以及盆底功能的锻炼，以增加腰腹部的柔韧性以及盆底的力量；掌握分娩时正确的体位以及呼吸方式，使自己在第二产程用力分娩的过程中更有力量。

进入产程后避免过度消耗，可以适当进食，补充能量。如果有条件积极选择分娩镇痛。实施镇痛后，尽量充分休息，养精蓄锐，保存体力。

总之，产钳对于胎儿来说不是洪水猛兽，而是医生的有力武器。医生不会滥用，一旦经过评估，有充分的使用理由，大家一定有良好的依从性，及时接受医生意见；决定了实施助产，医生也会尽自己最大的力量，避免母婴损伤，保证母婴安全的。

❧ 宝宝出现"产伤"该如何应对？

在分娩的过程中，尤其是借助产钳或者胎吸助产的手术，甚至在剖宫产取胎的过程中，都可能会有一些意外情况，造成宝宝在娩出过程中受伤。有一些是没有办法避免的，有一些也可能是医生的操作造成的。我们都希望宝宝能够顺顺利利降生，但是如果损伤出现，大家也不要慌，我们来盘点一下应对的策略。

头皮水肿。

其实这个不能算损伤，只是在产程过程中的正常现象。所谓头皮水肿，就是胎头在下降的过程中，由于产道的挤压，胎儿颅骨发生重叠、变形，颅顶的血液循环受阻，就出现了局部水肿，俗称"产瘤"，也叫作"先锋头"。宝宝出生后会在颅顶出现一个柔软的包块，如果宝宝胎头大、产程长、胎头受压严重，会形成较大的产瘤导致宝宝的胎头有点变形。

这种情况下，初生的宝宝看起来有点丑，但是大家不用担心，一旦生完，胎头的受压解除，血液循环通畅，产瘤一般无须特殊处理，2～3天就可以消失，宝宝的小脑袋就会恢复成漂亮的形状了，只是护理时不要挤压、揉搓产瘤部位。

头皮血肿。

血肿的成因就不同于头皮水肿了，属于分娩时的损伤，是需要重点关注的。头皮是颅骨外一层致密的软组织，含丰富的血管组织，是大脑的第一层保护屏障，在分娩过程中，头皮受到外力作用后，发生血管破裂出血从而形成血肿，多见于枕位不正、手转胎头，或者经过产钳、胎吸助产出生的宝宝。如果头皮血肿出现，最好先做一个核磁或者颅脑超声检查，看看是否有颅内出血，如果只是单纯头皮血肿，就不要太担心了。

不同于头皮水肿的是，血肿质地偏硬，吸收起来时间也会比较长，需要2～3周甚至更长的时间。在等待吸收的过程中，不要压迫和揉搓血肿部位，最初1天可以局部冷敷，使血管收缩，减少继续出血的风险；无须用药、也不需要过早进行穿刺抽吸，可等待血肿自行慢慢吸收。但如果观察3周，血肿仍然没有吸收的迹象，就需要考虑神经外科就诊，进行抽吸手术了。

产钳后皮肤损伤。

之前讲过产钳在第二产程中的应用，是需要将产钳的两个钳叶放置在宝宝的双颞侧，然后扣合产钳，向外牵拉。当钳叶放置稍深时，就会扣压在宝宝的脸颊部位，由于宝宝的皮肤娇嫩，受到金属钳叶的摩擦后，**在宝宝身体局部留下红印、压痕，甚至会有局部皮肤破损的可能。**

看着是有点让人心疼，但是大家不用特别担心，局部的压痕红印会慢慢变淡，基本上出了月子就会消失了，有的轻微压痕甚至几天就不见了；如果皮肤破损，要保持破损部位的皮肤清洁干燥，可用碘伏消毒、红霉素软膏涂抹预防感染，或用康复新液促进伤口愈合。由于宝宝的皮肤愈合能力较强，很快也会修复，基本是不会留有瘢痕的。

骨折。

骨折这个词对于大家的心理冲击力还是比较强的，也是让大家比较揪心的，在宝宝分娩的过程中也是医生需要重点关注的。但是在一些特殊情况中，比如巨大儿、肩难产、产钳或胎吸的手术助产、接产方式不当、二胎急产等情况下，还是可能发生。

宝宝出生以后，**医生都会对宝宝进行一个全面的查体，其中锁骨的连续性是重点检查内容。**如果在检查过程中，医生发现双侧锁骨不对称或者锁骨局部凸起，连续性中断，都会怀疑锁骨骨折，必要时需要进行X线摄片来确定诊断；大家在日常照顾宝宝的过程中，如果发现碰触宝宝的患侧上肢即发生哭闹，患侧上肢无力等情况，也要及时反馈给医生，进一步排查是否有锁骨骨折的问题。

锁骨骨折分为青枝骨折（植物的青嫩枝条会出现折而不断的现象，所以用"青枝骨折"来描述这种折而不断的骨折）以及完全性骨折，由于新生儿的骨质柔软，愈合能力很强，所以对于青枝骨折，只要减少患侧的碰触，尽量限制宝宝活动，基本2周就能自行恢复，不需要特殊处理；对于完全性骨折，为了避免骨折部位错位，将来影响美观，是需要八字绷带进行外固定的。经过保守固定治疗，一般2～3周也会恢复的。

另外一种比较少见的骨折是股骨干、肱骨干这类长骨骨折。之前讲分娩原理时讲过，在头位分娩的过程中，由于胎头是最大的径线，一旦胎头顺利娩出，胎儿的肢体就会相对容易地随之娩出，所以在顺利的自然分娩过程中，长骨骨折是较少发生的。长骨骨折常见于胎位异常的分娩，比如臀位或者横位。在剖宫产过程中，由于取胎困难或者暴力牵拉，会出现长骨，尤其是股骨干骨折。这种损伤一旦出现，需要通过X线确诊。这种骨折一般也无须手术，通过石膏或者绷带进行外固定，一般一个月左右就会愈合的。这种损伤，是任何一位医生都不愿意看到和经历的，所以在接产或者手术操作的过程中，医生一定会万分谨慎，尽力避免。

吸入性肺炎。

吸入性肺炎是新生儿常见病、多发病之一，如果处理不及时甚至可能导致严重的后果。在分娩过程如果遇到不顺利的情况导致产程延长，或胎盘、脐带的原因影响了胎儿的血供、氧供，可能会导致胎儿缺氧，而一旦出现缺氧，就会刺激胎儿的呼吸中枢，出现喘息样呼吸，导致胎儿在宫内或者分娩过程中吸入羊水或者胎粪；或者在剖宫产过程中，由于宝宝没有经过产道的充分挤压，呼吸道内的羊水量较多，如果出生后没有及时、彻底地清理呼吸道，也有可能增加吸入性肺炎的风险。

患吸入性肺炎的宝宝出生后可能会表现为呼吸困难、呼吸浅快、口周青紫、吐泡泡、哭闹、进食困难、体温升高等。此时，医生会进行血常规、C反应蛋白、血气分析等化验检查、血氧监测、胸片检查，如果一旦诊断为吸入性肺炎，会收入新生儿重症监护病房进一步治疗。一般经过清理呼吸道、吸氧、抗生素治疗甚至机械通气等治疗，预后还是相对较好的。只是在宝宝住院期间，需要母婴分离一段时间。在此期间，妈妈要定时吸奶，避免乳汁淤积，保证正常的乳汁分泌，以便宝宝出院后还是能享受母乳喂养的优待；也可以在宝宝住院期间，把吸出的初乳交给新生儿重症病房的医护人员，帮助喂养，避免初乳的浪费。

❧ 宝宝早产了，怎么办？

首先，我们得先了解一下，什么叫作早产。

早产的上限全球统一，即妊娠不满37周分娩；而下限由于新生儿治疗水平不同，会略有差异。很多发达国家采用的标准是怀孕满20周，也有一些采用满24周。我国目前仍然采用满28周或新生儿出生体重≥1000克的标准。我国目前的早产儿护理技术已经很先进了。我经历过的最早的早产儿是26^{+5}周，出生体重870克，经过4个月的住院治疗，也取得了很好的效果。当然，也产生了一笔很可观的费用。

大家印象当中，一旦宝宝早产出生，住住保温箱基本都会没问题。但其实远没有这么简单，不同孕周早产的早产儿，预后也会有明显的差别。宝宝在35周以后早产出生，或者宝宝出生体重超过2千克的，由于宝宝的重要脏器已经发育完善成熟，对外界的适应能力很好，此时的预后是很好的，甚至不需要入住新生儿重症监护病房。但是对于35周之前的早产儿，由于脏器发育的不完善、不成熟，可能会出现一些近期和远期的并发症，比如由于肺表面活性物质的缺乏，可能出现肺不张、呼吸窘迫综合征甚至呼吸暂停；由于皮肤表面积大、体温中枢调节异常，可能出现早产儿低体温；脑出血、坏死性小肠炎、感染等风险也会明显增高；宝宝逐渐长大后可能还会面临一些远期并发症，比如行为、情感、认知功能的障碍；甚至在孩子成年后患肥胖、高血压、代谢性疾病、生育能力下降等疾病的风险也会升高。

对于早产儿的远期并发症以及成人后的健康预期，我们鞭长莫及，没有办法控制，但是对于近期的症状和并发症，我们就要给予积极治疗和护理。这里主要分为两个阶段，一是早产儿出生后的住院治疗阶段，二是早产儿出院后的居家护理阶段。

对于第一阶段的治疗，你们只需要把宝宝放心地交给医生，及时接受医生的治疗意见即可。在住院期间，医生会根据早产儿的孕周、状况、不同的检查结果，给予不同的处理，主要包括保暖、喂养甚至肠道外营养、肺表面活性物质的应用甚至机械通气辅助呼吸、预防或者治疗已经出现的感染，等等。大家需要了解的是如果宝宝出院后，在日常护理中，需要注意什么。

喂养方面，首选还是母乳喂养。

对于体重小于1500克的早产儿，如果单纯母乳喂养，可能会导致宝宝体重增长慢，可以添加母乳强化剂；对于不能母乳喂养的宝宝，也应该选择早产儿配方奶粉。

要注意早产儿的保暖。

更换衣物时，最好能事先做好准备，避免环境温度大幅度、突然地变化。

要注意预防早产儿感染。

因为早产儿对外界的抵御能力差，家中如果有感冒或者其他感染症状的家属，要避免护理宝宝，以免造成宝宝的感染；并且在接触或者喂养宝宝之前，要注意勤洗手、及时消毒宝宝的奶具。

要注意观察宝宝的一般状态。

如果发现宝宝出现异常情况，比如精神状态差、哭闹、拒奶，喘憋、呼吸急促、口唇发绀；脐带周围红肿、渗出；皮肤、巩膜黄染等问题，都需要及时到医院就诊。

注意早产儿的各种免疫预防的疫苗接种。

指南推荐，即便是早产儿，也是可以接种各类疫苗的。只是如果出生体重小于 2.5 千克时，暂缓接种卡介苗，待宝宝体重超过 2.5 千克，并且一般状况良好的前提下，方可接种卡介苗。

产褥篇

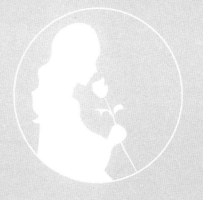

经历了"十月怀胎，一朝分娩"，恭喜大家，宝宝平安降生，顺利进入到了产褥期阶段。

平心而论，作为一个过来人，仔细回想陪着我儿子小李先生走过的这十年，还真是怀孕的阶段最幸福、最轻松。生孩子的过程虽然稍显痛苦，但是老话常说，"好了伤疤忘了疼"，现在分娩时候的疼痛对于我来说已经是过往云烟了，反倒孩子出生以后，会面临各种各样的问题，而且不同年龄段的孩子在给你带来快乐的同时，也会带来无尽的烦心事儿，可以说真的是"痛并快乐着"！而且，对于生了二胎、三胎的你，不但要照顾好刚刚出生的小宝，还要顾及大宝的感受和身心健康，再加上随着年龄增长，你的体力和身体状态可能也不尽如人意，所以，往往会面临比生头胎时更多的困扰。接下来，我们就来盘点一下产褥期的知识点吧！

❋ 需要引起重视的新生儿状况有哪些？

对于新手妈妈，可能这个问题会很棘手，因为没有经验，而对于二胎三胎的妈妈来说，经历过宝宝的状况百出，可能应付起来会更自如一些。不过，每个宝宝都是独一无二的个体，在成长过程中遇到的状况也是千差万别，何况很多妈妈在照护上一胎的时候其实也有很多不科学的观念和操作。因此我们特地盘点了一

187

下月子里的宝宝可能会出现的一些状况，大家可以查缺补漏，遇见问题时从容应对。

黄疸。

刚出生的宝宝的皮肤是粉粉嫩嫩的颜色，但是，过了两三天皮肤就会有点暗黄。这时医生往往会告诉你："没事的，这是生理性黄疸，过几天就好了。"果然，过几天，宝宝不但长了肉肉，刚出生时，皮肤的小褶皱不见了，皮肤的颜色也再度变得润泽粉嫩，吹弹可破。其实，这就是宝宝出生后一个很常见的生理性黄疸的过程。

黄疸出现的原因主要是胎儿时期宝宝血液中的红细胞在出生后要转变为成熟红细胞，此时就会出现大量红细胞的破坏，代谢出大量的胆红素从粪便排出，所以出生后一周之内宝宝的便便会呈墨绿色。而由于宝宝的代谢能力弱，就会表现出皮肤黄染的症状。

新生儿黄疸一般会在出生后 2～3 天内出现，2 周之内消退。在此期间，大家要注意观察一下宝宝皮肤颜色的变化、吃奶量、是否有精神不振或者异常哭闹，同时，可以在阳光充足的时候让宝宝裸露着皮肤晒晒太阳，但是要注意时间不宜过长，避免晒伤；注意加强喂养，增加宝宝的排泄频率。如果皮肤的黄染在两周内自然消退，就意味着生理性黄疸的阶段基本已经过去了。

但是有一些特殊情况大家要注意区分一下，**如果宝宝在出生后 24 小时内就出现皮肤黄染或者经皮测胆红素的指标上升很快，此时要警惕病理性黄疸。**此时你跟宝宝应该还是在住院期间，如果一旦怀疑病理性黄疸，一定要及时接受医生的意见，医生可能会需要采血确认宝宝的血型，了解胆红素水平，必要时进行溶血试验的检测，尤其是怀疑有 ABO 或者 Rh 溶血时，医生可能会根据严重程度采取光疗、药物治疗甚至换血疗法，避免宝宝发生严重的并发症。

另外，还有一种黄疸的类型称为母乳性黄疸。**母乳性黄疸出现原因不明，表现为黄疸持续时间较长，但是经皮测胆红素值一般不超过 15，宝宝的一般状态不受影响，就是肤色黄染的时间持续比较长，可能会达到一个月以上。**此时一般不需要特殊处理，在经皮测胆红素值小于 15 时加强喂养即可；但是如果经皮测胆红素值超过 15，需要暂停母乳喂养改成人工喂养，黄疸一般在 3 ~ 5 天内可以消退，此时可以继续母乳喂养，注意观察宝宝的一般状态以及肤色即可。

脐带残端护理。

宝宝出生后，助产士在处理脐带时会留有一个大概 1 厘米长，被丝线结扎的残端，在住院期间，会用脐贴进行保护。

好多准妈妈，尤其生一胎的时候，囤货时一定也准备了脐带贴，想等出院回家后继续给宝宝的脐带提供"全方位"保护，但是后来发现好像根本用不上。

其实宝宝出院后，**如果没有特殊情况，脐带的残端暴露在外即可，不需要再进行包扎保护。**只是每天在给宝宝洗完澡后，可以将脐带的残端稍稍拎起，暴露根部，然后用棉签擦拭一下分泌物即可。将脐带残端充分暴露，也有利于残端局部干燥、脱落。如果发现分泌物稍多，可以用棉签蘸点医用酒精局部消毒，同时要注意脐带残端根部有没有脐缘发红，如果分泌物有异味或者呈脓性的改变，要及时带宝宝去新生儿或者儿科就诊。

红屁屁。

宝宝小屁屁的状况，跟每天排便的次数有密切的关系。纯母乳喂养的宝宝，每天排便的次数可能达 5 ～ 6 次，甚至 7 ～ 8 次；如果是奶粉人工喂养的宝宝每天排便的次数不应超过 4 次。如果宝宝排便次数偏多，护理不当，就可能会出现红屁屁，而且宝宝可能因为比较疼，尤其在排便后进行清洗或者擦拭时，宝宝会有异常的哭闹和抗拒。

当有红屁屁出现时，每次排便后用清水清洗小屁屁，避免用力擦拭，需要用比较柔软的棉柔巾或者棉布将水痕蘸干；尽量将宝宝的小屁屁暴露在外，避免尿布的原因导致局部潮湿、不透气，加重红屁屁；天气好的时候可以把宝宝摆成小屁屁撅起来的体位趴在床上，适当晒晒太阳；局部也可以用一些油性的护臀膏；如果局部问题严重，已经合并有脓点，可以用棉签蘸取碘伏局部消毒，然后涂抹红霉素软膏进行治疗；要选择透气性好的尿布，并且注意经常更换，也是为了避免局部潮湿，加重红屁屁，甚至引起尿布疹。

湿疹。

很多小宝宝长期在高温、高湿度的环境中，小脸甚至全身就会有红疹、湿疹出现。这里首先就要纠正大家错误的观念：房间温度不能太高，维持在 26 摄氏度左右即可，并且房间要适当通风换气；宝宝切忌捂得太多，只要保证宝宝的鼻尖、小手、小脚摸着不冰凉即可。

如果发现宝宝出汗或者皮肤开始出现发红，要适当减少包被以及衣物，给宝宝降温；如果皮肤已经出现了湿疹，对于纯母乳喂养的妈妈，要注意饮食不能太油腻、辛辣，避免由于饮食问题加重湿疹。

宝宝出现湿疹的部位，可以用肤乐霜或者艾洛松之类的药物局部涂抹治疗。大家可能比较担心艾洛松这类激素软膏对宝宝有影响，其实不用有这种顾虑。**外用少量激素类的软膏对宝宝是很安全的，大家可以放心使用。**并且要注意给宝宝修剪指甲，因为有湿疹时宝宝会很不舒服，应注意避免指甲不经意的搔抓加重皮肤的损伤。另外，宝宝的衣物要选择纯棉、透气性良好的衣物；如果有尿湿或者奶湿，一定要及时更换衣物；每天给宝宝洗澡，洗澡后可以用温和的身体乳保护全身。还有很重要的一点，就是如果宝宝湿疹反复发作，也有可能跟肠道菌群平衡失调有关系。宝宝胃肠道内不好的菌群占据了上风，导致宝宝免疫力下降，湿疹反复，此时也可以尝试添加宝宝专用的益生菌，增强肠道的菌群平衡以及增强免疫力。

呕奶、呛奶。

宝宝由于自身解剖结构的问题，胃底比较浅平、贲门括约肌比较松弛，所以喂奶结束后如果护理不当，可能会出现呕吐，甚至呛奶，呕出来的奶会顺着鼻孔流出，严重者会误吸入呼吸道内，甚至造成吸入性肺炎。

所以大家在喂奶结束后，**不能将宝宝立即放平，需要让宝宝趴在妈妈的肩头，由大人从背部自下而上进行扣拍，直到宝宝将奶嗝打出，才能将宝宝放平，**避免孩子发生呕奶、呛奶。

还要注意一种特殊情况，就是如果宝宝频繁发生喷射状的呕吐，同时伴有囟门鼓胀、进食差、精神状态差、萎靡不振或者异常的哭闹，就不能简单地认为是呕奶了，上述症状有可能是宝宝颅内压增高的表现，就需要带宝宝去医院就诊，进一步排查原因。

肠胀气。

有肠胀气的宝宝可能会表现为小肚子圆圆的，呈鼓胀状态，用手指轻轻叩击宝宝的腹部，会有鼓音出现，并且由于胀气不舒服，宝宝可能会出现进食差、哭闹、便便中有大量泡沫，经常排气比较响亮并且可能会有便便一起排出等症状，看着还是挺让人心疼的。

在日常护理时大家要注意三点：一是在每天宝宝洗完澡后，可以给宝宝的小肚子进行抚触按摩。大人将双手捂暖，在宝宝腹部涂抚触油，按顺时针方向抚触按摩腹部。这样可以促进宝宝胃肠蠕动，同时温暖的双手也会让宝宝感觉很舒服，每次可以按摩5～10分钟。二是可以适当给宝宝补充婴幼儿专用的益生菌，促进宝宝肠道菌群平衡，改善消化吸收功能。三是妈妈要掌握正确的喂奶方式，母乳喂养时让宝宝含住乳头以及大部分乳晕，人工喂养时，奶瓶倒立，避免吸入过多的空气；喂奶结束后及时扣背，拍出奶嗝。

眼屎多。

这种情况比较多见于人工喂养，纯吃奶粉的孩子，尤其抚养人经验不足将奶粉配置得过浓时，宝宝有可能就会出现眼屎多。不过此时的眼屎多表现为双眼情况基本一致。

大家要注意奶粉的配置比例，不要过浓；并且在两次喂奶中间，可以加10毫升的温水，可以缓解眼屎多的问题。不过还是要注意区分，如果宝宝的眼屎多表现为双眼不对称，一侧多，另一侧几乎没有问题，那么就要警惕是不是有结膜炎症或者单侧泪道堵塞的问题。

大家可以尝试给宝宝用点托百士之类的眼药水，同时，可以

高龄孕产也轻松——从初产到三胎

轻轻按摩宝宝眼睛的内眦位置。如果是炎症问题，一般用药点眼2～3天症状就缓解了，但是经过用药观察，症状仍然没有缓解，并且宝宝的眼睛总是泪汪汪的状态，就要带宝宝去医院就诊了。如果的确是泪道阻塞，是需要进行疏通治疗的。这种疏通治疗很简单，对宝宝几乎没有什么损伤，效果却是立竿见影。

🦟 怎么知道我是不是产后抑郁？

面对这个话题，我的情绪其实是很复杂的。我是医生，还是个妇产科医生，了解生孩子的所有过程和细节；同时，我也是一个经历怀胎十月，自然分娩的妈妈；我也经历过产后一个个让人崩溃的漫漫长夜或者想把孩子塞回肚子里的电光火石的瞬间，产后一年这个时间段，不管对于初为人母的女性，还是家庭关系，尤其是脆弱的夫妻关系或者婆媳关系，都会是一个严峻的考验。

在这个时间段，有很多关于产后抑郁的社会新闻爆出，女人生完孩子为什么会有抑郁的倾向，为什么产后抑郁的发病率会有逐年上升的倾向？给大家一组触目惊心的数据。流行病学资料显示，西方发达国家产后抑郁的患病率为7%～40%。亚洲国家产后抑郁的患病率为3.5%～63.3%，我国报道的产后抑郁的患病率平均为14.7%，与目前国际上比较公认的产后抑郁10%～15%的患病率基本一致。

为何产后抑郁的患病率如此之高？我想可以从生理和心理两方面解释——

首先，生理方面，试问，身边能有几个女人会被称为"辣妈"？《辣妈正传》刚播出的时候，我好像刚刚有小李先生，那时候还发狠给自己定目标，想成为像夏冰一样的辣妈，可是，现实就像一盆冷水把我浇醒，试想一下，有谁会像夏冰一样喝酒、化妆、泡夜店？面对产后走形的身材，漏尿的盆底肌，手腕的腱鞘炎，皲裂的乳头、碎片化的睡眠，谁还能斗志昂扬，意气风发？

接着，心理方面，孩子会被称为是爱情的结晶，所谓的"结晶"，是需要两个人共同的呵护，并且，这个时期的女人，同样需要温柔以待。但如果，事实恰恰相反，女人不是被呵护的对象，反而，当她发现，自己不是生了一个孩子，而是成了"两个孩子"的妈？那么，这种崩溃的程度，可想而知。同时，如果，这个时候再配上一个极品的婆婆或者一个得理不饶人的小姑子，仿佛可以写上一部狗血剧了……

面对身体的创伤，生活节奏的打乱，家人的不解，育儿理念的不合，新手妈妈的生疏，宝宝无端的哭闹……似乎一个本来需要精心呵护的产妇的生活，完全成了车祸现场，久而久之，抑郁的情绪就会慢慢地滋生。

如果你已经明显感觉到自己的状态不对了，不妨结合一下自己产后的心境，先初步判断一下是不是有下面的症状，比如情感低落、兴趣和愉快感丧失、导致劳累感增加和活动减少的精力降低；焦虑、集中注意和注意的能力降低、自我评价和自信降低、自罪观念和无价值感、认为前途暗淡悲观、自杀或伤婴的观念或行为等；以及一些自觉不适的症状，比如入睡困难、易醒、早醒；食欲减退、性欲下降等问题。如果真的出现了上述症状中的一种或者几种，大家就要重视一下自己的心理状况了，跟大家推荐一下自评的小工具——**爱丁堡产后情绪量表（EPDS）**。（见下页）

爱丁堡产后情绪量表

注意：不只是您今天的感受，而是过去分娩至今的感受。

过去分娩至今：

1. 我能看到事物有趣的一面，并笑得开心
   ① 同以前一样
   ② 没有以前那么多
   ③ 肯定比以前少
   ④ 完全不能

2. 我欣然期待未来一切
   ① 同以前一样
   ② 没有以前那么多
   ③ 肯定比以前少
   ④ 完全不能

3. 当事物出错时，我会不必要地责备自己
   ① 同以前一样
   ② 没有以前那么多
   ③ 肯定比以前少
   ④ 完全不能

4. 我无缘无故感到焦虑和担心
   ① 一点也没有

② 极少这样

③ 有时候这样

④ 经常这样

5. 我无缘无故感到害怕和惊恐

①一点也没有

②不经常这样

③有时候这样

④相当多时候这样

6. 很多事情冲着我来，使我透不过气

①我一直像平时那样应付得好

②大部分时候我都能像平时那样应付得好

③有时候不能像平时那样应付得好

④大多数时候我都不能应付

7. 我很不开心，以至失眠

①一点也没有

②不经常这样

③有时候这样

④大部分时间这样

8. 我感到难过和悲伤

①一点也没有

②不经常这样

③ 相当时候这样

④ 大部分时候这样

9. 我不开心到哭

① 一点也没有

② 不经常这样

③ 有时候这样

④ 大部分时间这样

10. 我想过要伤害自己

① 没有这样

② 很少这样

③ 有时候这样

④ 相当多时候这样

EPDS 是一个有效的产后抑郁自评筛选工具，共有 10 个项目，分别涉及心境、乐趣、自责、焦虑、恐惧、失眠、应付能力、悲伤、哭泣和自伤等，分 0（从未）、1（偶尔）、2（经常）、3（总是）四个等级，得分范围 0 ～ 30 分，5 分钟即可完成。在临床评估中，我们将 9 分作为界值，如果你的自评结果为 9 ～ 12 分此时要引起大家的高度重视。当得分 ≥ 13 时，或者产妇在第 10 个问题回答不是 0，有自杀及其他奇怪的想法或无序行为，则需要立刻转诊到精神专科医院。

经过 EPDS 的自查，你可能会对自己的心理状况有了初步的判定，如果真的十分严重，那没得商量，只能求助医生，甚至需要药物干预治疗了；但是，如果比较轻的心理问题，其实也是能够进行自我调节的。

一是产妇自身的心理调节，凡事不能较真儿，适当给自己减压，重视补充营养以及睡眠，适当进行产后的舒缓健身，促进身体的尽快恢复。二是家人的照顾与陪伴，我觉得大力推广男士陪产还是很有教育意义的，要让男士知道，你的女人生孩子的时候是如何徘徊在生死边缘的。三是不要断了自己的社交往来，不要一切都以家庭为中心，要适当给自己的心灵和身体放个假，适时地跟朋友闺密来一个小聚，放飞一下小心情，吐槽一下生活琐事，也就不会钻牛角尖了。

总之，产后最初的一年，应该是婚姻生活甚至女性的一生当中，最煎熬的一年。但是，作为女人，大家都有难的时候，当自己心情焦躁的时候，看看自己宝宝可爱的小脸，憧憬一下将来的美好生活，给自己的情绪找一个出口。女人要学会爱自己，不要让外界的负面情绪过多地影响到自己，只有自己懂得珍爱自己，别人才会爱你，赶走产后抑郁的坏情绪，才能还自己一个清明的艳阳天！

❦ "坐月子"的知识需要更新了

一提到"坐月子"，你的脑海里蹦出的是什么？脑补一下咱们的母亲，甚至是奶奶那辈人的"坐月子"的必选项，是不是会有头巾、鸡蛋、小米粥……还有老一辈"谆谆教诲"，不能洗头、洗澡、刷牙、不能受凉、招风……甚至由于跟老人的意见不合，爆发家庭战争！今天还有很多朋友问，"坐月子"到底科不科学？

是不是要"坐月子"？

其实从医生的角度分析，所谓的坐月子的时间，也就是产后1个月的时间，是产褥期的重要时间段，在这个时段内，产妇包括内生殖器官在内的各个组织器官需要恢复到孕前状态。这个过程自然要高度重视。所以，重视"坐月子"无可厚非，但是要提倡科学"坐月子"。

科学"坐月子"自然是要摒除陋习，以安全、舒适为前提，一些错误观念和行为需要纠正。当先进的育儿和休养观念跟旧观念甚至是陋习相左时，自然要高举科学的大旗予以反击。

亟须纠正的误区如下：

不能吹空调、风扇，关门闭户。错！产后室内需要达到适宜的温度和湿度，所以，每天的开窗通风、降温是必须的。可以借助空调、风扇等辅助手段降温，注意借助挡板，避免直吹即可。

不能洗澡、刷牙。错！每天的清洁，尤其保持外阴、伤口的清洁干燥是必须的，一是可以增加舒适度，二是避免感染，降低伤口愈合不良的风险。产后如果刷牙出现牙龈出血，可以用洁净纱布蘸清水擦拭牙齿，待牙龈肿胀消退以后再正常刷牙，保持口腔清洁。

产后出汗多是虚弱的表现，需要大补。错！产后2周之内，属于生理性褥汗期，是要将妊娠过程中聚集于组织间隙的液体排出体外，所以产后在喂奶、进食或者活动后会出汗较多，甚至大汗淋漓。这看似虚弱，实则是正常的生理现象，所以，无须过度进补。

为了"下奶"，大量进食油腻汤汁。错！产后适当进食液体、汤汁、高蛋白饮食，的确可以促进乳汁分泌，但是在泌乳反射刚刚建立之初，乳房的腺泡、腺管尚未充分扩张，并不通畅，此时突然大量进食油腻食物，反倒增加了乳房腺管阻塞的风险，对泌乳不利。所以，适当摄入液体可以，但是尽量要清淡。

为了瘦身，过早运动。错！产后 2 周，如果身体基本恢复，没有不适症状，可以适当床上进行产后修复的拉伸活动，但应避免过早进行腹部运动。过早进行加腹压的动作可能会增加盆底功能的损伤，需等到产褥期 42 天过后，盆底功能评估正常，或者经过治疗恢复正常后才可以进行腹部运动。

所以，"坐月子"是没有问题的，但是要提倡摒除陋习，科学地"坐月子"！

产后护理中，老公能做什么？

女人生完孩子，在产后漫长的休养过程中，老公的作用实在是太重要了。老公如果做得好，家庭氛围基本就是其乐融融，如果做不好，很可能就是灾难现场了。

我总结了一下老公的作用，基本可以归结成三点：**分担、调和、引导。**

"分担"。

宝宝出生以后，会增加很多肉眼可见的工作和负担，比如喂奶、家务、财政支出、大宝的情绪照顾，等等。**此时老公要做的是帮助自己的妻子分担生活中的重压，而不是以自己工作忙、需要赚钱养家而在家庭角色中缺位。**

如果老公工作单位允许，在没有严重影响自己工作的前提下，尽量休一个陪产假，陪伴自己的妻子度过产后最初也是最难熬的阶段，并逐渐学习和掌握如何照顾宝宝。当然如果是二胎或者三胎的爸爸，只要你愿意做，一定是轻车熟路了。并且，为了尽量保证妈妈的休息时间，如果是混合喂养或者是人工喂养的宝宝，夜里适当起来帮助妻子给宝宝喂喂奶、换换尿布，哪怕起来帮助妻子冲一下奶粉，在妻子的心上也算是一个情绪慰藉。白天在自己工作不忙的时候，尤其在节假日休息的时候，老公要尽量减少外事活动，多花点时间陪伴自己的妻子和孩子，分担一些自己力所能及的家务，在这个过程中，也有助于培养一个男人的担当和家庭责任感，增进彼此的感情。

还有最忌讳的一点，提醒老公们注意：

不管是全职太太还是因为休产假暂停工作的职场女性，此时都是没有收入或者收入很少的人群，作为家里经济支柱的老公，一定不能想当然地认为：我能赚钱养家我就是大爷，照顾孩子不就是女人的事吗？我一天那么忙，那么累，回家不就应该好好休息一下吗？

这种想法大错特错。孩子是父母的结晶，不是女人的专属品，照顾孩子也不是女人一个人的事。是！男人在外面打拼不容易，需要面对另一种压力和心酸，但是，客观事实就摆在面前，目前的情况就是需要夫妻之间互相理解、相互扶持，才能渡过一个又一个难关的。

"调和"。

我记得十几年前有一部电视剧叫《双面胶》，中心思想就是男人在婆媳关系中要起到像双面胶一样，双向黏合的作用，一边是自己最爱的老婆，一边是最爱自己的亲妈，如果男人的作用起得好，能够及时有效地调和、化解她们之间的矛盾，全家就能享受其乐融融的家庭氛围；相反，如果男人起不到好的调和作用，就有可能使家人之间的战火升级，搞得全家鸡犬不宁。

在今天快节奏的社会生活中，如果没有家里老人的帮助，还真不太敢生孩子，毕竟为了孩子放弃工作当一个全职妈妈，还是需要巨大的勇气的。

家里的老人心甘情愿放弃自己的生活，跑过来为我们带孩子，我们要学会感恩。但由于年龄和生活习惯的差异，在育儿观念上，两代人难免会有差异。**只要不是原则性的问题，男人在这里面完全可以适当"和稀泥"，跟自己的老婆可以说"妈说啥咱都先应下来，做不做是咱们自己的事儿"。跟自己妈可以说"您说得对，我们得按您说的办"。**

这也是磨炼男人为人处世的过程。这点"圆滑"用在自己老婆和老妈身上，换来一家喜乐还是值得的。

"引导"。

女人生完孩子以后，由于身材走样、睡眠缺失、收入减少、育儿焦虑等问题，难免会有消极、低落、钻牛角尖的时候。此时，老公的作用就是积极引导，说白了就是"哄"！

作为丈夫，千万不要明里暗里地想：怎么就你矫情？就你事儿多？不能让生活工作中的琐事占据了你与老婆独处的时间。两人独处时，尽量回避敏感话题，可以重温一下从前恋爱中甜蜜的感觉，或者看着孩子，憧憬一下将来的美好生活；即便有回避不了的敏感话题，也要注意控制好自己的情绪，在老婆情绪状态比较好的时候深入话题，如果发现苗头不对，要及时转移话题，而不是就一个厘不清、辩不明的话题不依不饶。

当老婆情绪不好的时候，也不要死盯着原因追问，可以用一些工作中或者生活中的趣事，把老婆的情绪朝向积极乐观的方向引导，把自己当成老婆情绪的树洞。

女人就是这样，不好的情绪有了出口，发泄出来也就释然了，其实还是很好哄的，这也需要夫妻之间良好的沟通习惯。有时候老公的一句安慰，一个正面的引导，哪怕一个小小的礼物，都可能会避免家庭矛盾的产生。

❀ 如何变成多产奶的"大奶牛"？

对于刚刚分娩结束的妈妈来说，经历了分娩过程，已经自觉饱经磨难，以为"卸货"了，就万事大吉了，殊不知，宝宝出生后，大家首先要经历的挑战就会是母乳喂养的问题。

根据世界卫生组织的推荐：**建议产后纯母乳喂养 6 个月，6个月以后在添加辅食的基础上继续母乳喂养到 2 岁或以上。**可见孩子生下来，万里长征才真正开始。妈妈们都想把最珍贵的初乳喂给自己的宝宝，但是，在这个过程中可能需要经历从心理到生理的多重考验，比如奶水太多，你会涨奶，会胀痛，甚至会出现急性乳腺炎；奶水太少，你会担心孩子吃不饱而日夜难眠，想方设法通过按摩、药物、偏方催奶下奶；宝宝不停地吸吮，你会出现乳头的皲裂、疼痛，严重的破口可能会出血，疼得像有小刀子在切……不得不说，当妈的确不易！这里有一些关于母乳喂养的小建议，希望能够帮助大家缓解产后哺乳焦虑。

如何能让奶量充沛？

产后母乳量，的确还是有个体差异的，有的人天生就是"奶牛"，乳量惊人，有的人即便努力结果也不尽如人意。不过为了我们的宝宝有足够的粮食储备，我们还是要尽自己所能增加乳量的。

促进下奶最关键的就是"三早原则"。

一早是"早接触"。宝宝在出生后要与妈妈进行早期肌肤接触，所以助产士一般都会在宝宝一般护理结束后，把宝宝抱过来，让你贴贴它的小脸，或者将宝宝放在你的身边来一个亲密接触。

二早是"早吸吮"。宝宝出生后 10 至 30 分钟时吸吮反射最强，建议出生后 30 分钟内开始吸吮。

三早是"早开奶"。其实也是早吸吮的一个重要方面，目的是让宝宝尽快接触到母乳。

再者就是**宝宝出生后尽量不要用奶瓶喂奶，避免产生乳头混淆**。而且，奶瓶由于吸吮容易，省事省力，一旦宝宝适应了奶嘴，可能对相对吸吮困难的妈妈的乳头就会抗拒，这样会造成后续母乳喂养困难重重。所以即便由于某些原因，妈妈暂时不能哺乳，也需要给宝宝用滴管、小勺、奶杯进行哺乳，最好能在妈妈的乳房旁边加奶，给宝宝造成一个妈妈亲喂的假象，以便后面能够顺利回归母乳亲喂，一定避免直接用奶瓶喂奶。

还要在排除宝宝需要特殊医疗护理的情况后，推荐 24 小时母婴同室，每天分离的时间不要超过 1 小时；妈妈要学会识别宝宝饥饿征象，保证每天有效吸吮次数包括夜间哺乳在内不少于 8～12 次。对于由于特殊原因母婴分离的妈妈，也要每天保证 8～12 次挤母乳或者吸奶器吸奶，每次持续 20～30 分钟，并且要两侧乳房交替吸奶。这样操作也是为了模拟宝宝吸吮的周期，促进乳汁分泌，一旦宝宝回到妈妈身边后就能无缝衔接妈妈亲喂。

还要及时发现自己是不是乳汁不足。如果宝宝持续吸吮却听不到连续吞咽声，放开奶头宝宝马上又啼哭，大小便次数减少，体重不增，很可能就是自己泌乳量不足了。

这时，要保持良好的情绪，不要焦躁，要树立纯母乳喂养的信念，增加宝宝频繁有效地吸吮乳房的次数，夜里也不能间断；保证丰富的营养摄入，膳食应多样化且营养均衡，包括谷薯类、鱼禽蛋肉类、奶类、蔬菜水果类、大豆、坚果类、海产品等，尤其多喝汤类有助于乳汁分泌，但不宜过量，煲汤可选用脂肪含量较低的肉类，喝汤时同时吃肉为宜，也可以试用一些促进下奶的小偏方，据传统说法，也可加入对"补血"有帮助的煲汤材料，如红枣、红糖、猪肝等，还可加入对催乳有帮助的食材，如子鸡、黄豆、猪蹄、花生等。

可以用胎粪转黄时间、尿量，来间接地评估一下母乳喂养的有效性，评估你的乳量是否充足。一般宝宝出生后排出的墨绿色胎粪，通常在 3 ～ 15 天后转黄，如果胎粪转黄延迟可能提示母乳喂养不足；宝宝出生后每天应该排尿 6 ～ 7 次，如果宝宝排尿次数不足或尿液呈深黄色，也可能提示奶量不足。这时就需要妈妈使用奶杯、小勺进行乳旁加奶了。

另外，推荐大家一个小工具——母乳喂养自我效能简化量表（BSES-SF），共 14 个条目，每个条目均为 5 级评分，采取 1 ～ 5 分制，得分越高表明母乳喂养的自我效能越好。大家不妨自己测试一下。

条目 1	我总能确保宝宝母乳充足
条目 2	我相信我能做好母乳喂养，就像我以前总能很好地完成自己从未做过的事情一样
条目 3	我总能够完全母乳喂养，不需要给孩子添加替代乳品
条目 4	我总能够确保宝宝正规吃奶过程中能正确含住乳头吸吮
条目 5	我总能将母乳喂养的状况控制到令我满意
条目 6	即使孩子在哭的时候，我也总能将哺乳进行下去
条目 7	我总能保持那种想要坚持母乳喂养的愿望
条目 8	喂奶时，即使有家人在场，我也能心情放松而不会感到尴尬
条目 9	我总能够满意自己母乳哺育的状况
条目 10	虽然母乳喂养比较耗时，我也能应付
条目 11	我总能只用一侧乳房就把孩子喂饱
条目 12	每次喂奶我都能一气呵成而不间断
条目 13	我总能够配合孩子对母乳的需求来喂奶
条目 14	我总是能够判断孩子是否吃饱了

❄ 乳腺炎或者生病用药后还能给宝宝喂奶吗？

首先可以肯定的是，正确的母乳喂养方法，及时排空乳房，可以预防乳房充血肿胀或者乳腺炎的问题。但是如果不幸没能防住，真的出现了局部乳房的硬结、肿胀、疼痛甚至伴有发烧，尤其是体温超过 38.5 摄氏度，就要警惕是否有急性乳腺炎甚至脓肿的问题了。

此时应及时去乳腺外科就诊，采取排空乳房、休息、镇痛等对症支持措施，必要时用抗生素治疗；一般我们会选择头孢类的抗生素，在体温低于 38.5 摄氏度时，可以继续母乳喂养；但是，如果疼痛严重，或者体温超过 38.5 摄氏度，就需暂停乳房喂养，同时按时排空乳房，待症状缓解、体温正常后再继续母乳喂养。对于已经形成脓肿的严重乳腺炎，要进行脓肿切开引流，此时患侧的乳房需要暂停母乳喂养。

产后用药，对母乳喂养有影响吗？

产后由于疾病原因，比如常见的高血压、糖尿病、甲状腺功能减低等问题，需要用药。

对于高血压的治疗，如果选用拉贝洛尔或者硝苯地平，是可以继续母乳喂养的；纠正甲减的优甲乐、控制血糖的胰岛素都是不影响母乳喂养的。

其他原因需要用药时，一定明确告知医生，自己现在是哺乳期，医生在用药选择上，就会尽量选择哺乳期能用的、不影响哺乳的药物；如果没有办法回避哺乳期禁用的药物，此时需要暂停母乳喂养，如果是长期用药，可以考虑回奶；如果只是短暂用药，在暂停哺乳期间，也要按时排空乳房，保证泌乳以及避免乳腺炎的发生。

❦ 哺乳期得了流感，还能哺乳吗？

由于母乳尤其是初乳中的免疫球蛋白能够提高宝宝抵抗力，减少宝宝呼吸道感染，因此即便妈妈得了流感，也是鼓励母乳喂养的。但需注意，**流感起病最初的2～3天建议母婴隔离**，可以将乳汁用吸奶器吸出哺乳，乳汁无须特别处理；流感好转进入恢复期后，妈妈没有明显喷嚏、咳嗽时，可以在喂奶前洗脸、洗手、戴口罩，做好自我防护后就可以直接哺乳了。

❦ 疼死人的乳头皲裂，怎么解决？

大多数乳头皲裂的原因是宝宝没有掌握正确的含接姿势，跟妈妈配合得不好所致。

所以，首先妈妈们要先查看一下，宝宝在吸吮乳头时候的姿势，要求含乳头的时候，要覆盖住大部分的乳晕，不能只含接乳头；如果妈妈乳头天生扁平或内陷，可以结合乳房按摩，用手或矫正器轻拉乳头，做乳头十字操等方法帮助乳头突出。同时，妈妈也要掌握正确的搂抱姿势，让宝宝处于一个舒适放松的位置。

每次哺乳结束后，多挤出一点乳汁，均匀地涂抹到乳头的局部。因为乳汁是最好也是最天然的乳头保护剂，可以形成一层完美的保护膜，保护妈妈的乳头，防治皲裂。

如果出现吸吮后疼痛明显，局部有发红但是没有破裂的迹象，可以使用羊脂膏之类的保护剂，起到滋润、预防皲裂的作用，可以哺乳结束后局部涂抹，下次喂奶之前清水擦拭、清洗干净即可。

如果一旦已经有破口形成，可以在哺乳结束后，局部涂抹红霉素软膏，起到预防局部感染的作用。同样，在下次哺乳之前，需要用清水清洗干净。

如果局部破口明显，出现了流血的迹象，就不要再继续坚持让宝宝吸吮了。破裂侧最好暂停母乳喂养，采用上述的用药处理方案，保持局部乳头清洁，给它一个休息恢复的时间。破口疼痛减轻、结痂后再继续让宝宝吸吮。暂停孩子吸吮后，需要按时用吸奶器吸奶，3小时一次，避免乳腺炎的发生。

不过，即便通过上述的处理，有些妈妈的乳头还是会疼痛明显。这也是当妈不易的体现，就需要继续坚持了。一般经历了2～4周的疼痛阶段，乳头就不会那么敏感了，局部疼痛也会明显减轻，妈妈和宝宝也基本适应了彼此，母乳喂养也就会从容一些了。

🦟 高龄产妇的母乳，没有营养吗？

当然不是。

之前我们讲过高龄人群可能由于卵巢储备功能下降，造成怀孕困难；可能因为高龄导致内科合并症风险增高等，好不容易生完了，就不要再"欺负"高龄妈妈了，只要做到以下几点，你的乳汁就一样会营养丰富。

要重视动物性食物以及碘的摄入。

每天比孕前增加80～100克的鱼、禽、蛋、瘦肉，每天总量至少达到220克，如果是素食主义者，可以用大豆及其制品替代；每天比孕前增饮 200 毫升的牛奶，每天喝鲜牛奶或者酸奶总量达到 400 ～ 500 毫升，不但增加了蛋白质的摄入，还能保证充分的钙剂的摄入；每周吃 1 ～ 2 次动物肝脏，总量达 85 克猪肝或 40 克鸡肝，主要是增加富铁饮食，增加体内的铁储备，而且肝脏中的维生素 A 可以提供充足的视黄醇，有利于宝宝眼睛的发育；至少每周吃 1 次海鱼、海带、紫菜、贝类等海产品并且采用加碘盐烹调食物，主要是为了保证碘和 DHA 的摄入，从而有利于宝宝的生长发育，特别是脑和神经系统的发育。

哺乳期的饮食应是由多样化食物构成的平衡膳食，无特殊食物禁忌。

其实不像大家想象的这个不能吃、那个不能吃，只要掌握适度适量的原则就可以，并且要增加各种蔬菜水果的摄入，保证每天吃蔬菜 500 克，不但可以补充多种维生素、矿物质，里面的膳食纤维还可以预防产后便秘。

愉悦心情，充足睡眠，促进乳汁分泌。

每天保证 8 小时以上睡眠时间。妈妈每天的喝水量应比一般人增加 500 ～ 1000 毫升，每餐应保证有带汤水的食物。

忌烟酒，避免浓茶和咖啡。

烟草中的尼古丁可进入乳汁，且能减少乳汁的分泌。二手烟也是要避免的。饮酒会降低泌乳量，还可改变乳汁的气味，使宝宝排斥母乳，另外妈妈如果饮酒，会使宝宝的睡眠时间明显减少。浓茶和咖啡中含有较多的咖啡因，能引起宝宝烦躁，影响宝宝睡眠质量，长期摄入还会影响婴儿神经系统发育。因此，哺乳期间，母亲应忌烟酒，避免饮用浓茶和咖啡。

🐝 职场妈妈复工后的背奶建议

跟宝宝度过了美好的产假阶段，很多职场女性需要重回职场打拼了，那么面临的最大问题就是复工后的"背奶"问题。原则上我们还是要保证按时的乳房排空。这样一是为了促进乳汁分泌，保证仍然会有充沛的母乳；二是为了避免乳汁淤积，避免出现乳腺炎的问题；加之推荐纯母乳喂养的宝宝6个月才添加辅食，并且母乳喂养尽量维持在1年以上，很多妈妈也不舍得回奶。如此一来，妈妈们就需要在工作之余，想着定时吸奶，将母乳储存起来，下班后再将白天吸出的母乳带回家，继续喂给宝宝。这样就会给妈妈们造成很多不便。如果在小城市，家离工作地点近还好一些。按法律规定，在产后1年之内，妈妈们每天是有一小时的哺乳假的，如果工作允许，中途还能回家给孩子喂一次奶，但是这种状况在大城市就很难了，也许辗转路上的时间都不够。所以妈妈们就开始了"背奶"的漫漫征程。

大家最好提前准备一个背奶用的妈妈包：里面至少要有吸奶器、储奶瓶、冰盒以及保温袋。在工作单位需要选择一个温度适宜、干净整洁且私密的环境。很多大公司都设有专门的吸奶室，这点就非常人性化。**每3～4个小时，或者自己觉得乳房胀满感明显了，就要放下手中的工作，去吸一次奶。**

这里给大家推荐一个人性化的小物，就是能够解放双手，免手扶的"吸奶内衣"。工作忙的时候甚至可以抱着电脑，一边工作、一边吸奶。

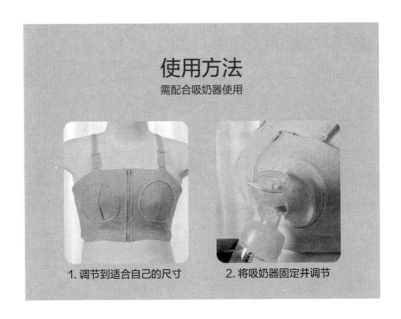

使用方法

需配合吸奶器使用

1. 调节到适合自己的尺寸　　2. 将吸奶器固定并调节

　　将吸出的母乳倒入储奶瓶后要及时置于 4 摄氏度冰箱内，下班路上不要忘记将冰盒放到妈妈包里。

　　如此背奶，可以尽量维持乳汁的分泌。如果妈妈们能坚持，将宝宝的母乳喂养维持在 1 年以上是没有问题的。只是，当妈不容易，每天这样吸奶、背奶对妈妈们来说还是比较辛苦的，不过为了宝宝，这些付出也算是值得的。

　　另外，在产假还没有结束之前，如果你的产奶量比较大，宝宝吃不完，也可以将母乳用吸奶器吸出，进行母乳储备。将乳汁短期贮存于冰箱冷藏（≤ 4 摄氏度），可以储存 72 小时；也可将富余的乳汁长期贮存于冰箱冷冻室（≤ -18 摄氏度），这样可以储存 3 个月。如果在复工前，冰箱里有充足的母乳储备，等复工后，家里人也可以将母乳解冻加温后喂给宝宝。

🦋 "大肚腩"伤不起，怎么收？

大家刚刚生完宝宝时，精力和关心的重点都放在了宝宝是否健康、母乳是否充沛、自己的伤口长得好不好……这些问题上了。但是随着产后时间延长，身体状态恢复，大家关心的重点就逐渐转移到了自己的"大肚腩"上。尤其临近复工，甚至会有身材焦虑出现。为了使自己的身材尽快恢复，在产后，大家还是要尽早着手准备的。下面按时间顺序给大家梳理一下，产后大家都能做什么运动，促进身材的恢复。

首先，**产后大家要尽早活动**。经阴道自然分娩的妈妈，产后只要在自己体力允许的情况下，要尽早下床活动；剖宫产的妈妈术后及时翻身，拔尿管后即可下床活动。

对于自然分娩的妈妈，尤其是二胎三胎妈妈，会阴侧切或者会阴裂伤的概率相对初产妇来说会明显降低，恢复起来更容易一些的，只要自己身体状态允许，指南推荐，甚至在产后第二天就可以做产褥期保健操促进恢复。当然，这点一定是因人而异的，因为大家的身体状况不同，能力也有差异，原则就是要以不引起自己过度劳累和不适为前提。不过一般在产后 2 周后，大家的精神状态和体力基本完全恢复了，进行产褥期保健操基本上都不在话下了，除非存在侧切伤口愈合不良、晚期产后出血等异常情况。对于剖宫产的妈妈，要根据自己的身体状况、伤口的恢复情况，酌情开始进行产褥期保健操的锻炼。

产褥期保健操，从开始锻炼起，每 1～2 天增加 1 节，每节做 8～16 次，当然，运动量和时长可以根据自己的身体状态和体力，酌情增减。另外，也要重视腹式呼吸和凯格尔运动（俗称

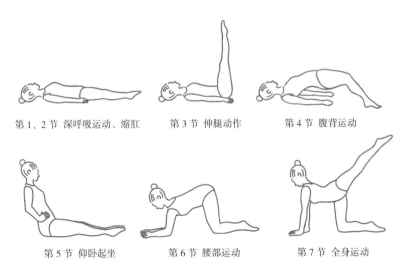

第 1、2 节 深呼吸运动、缩肛　　第 3 节 伸腿动作　　第 4 节 腹背运动

第 5 节 仰卧起坐　　　第 6 节 腰部运动　　　第 7 节 全身运动

注：各节具体做法如下。第 1 节：仰卧，深吸气，收腹部，然后呼气；第 2 节：仰卧，两臂直放于身旁，进行缩肛与放松运动；第 3 节：仰卧，两臂直放于身旁，双腿轮流上举和并举，与身体呈直角；第 4 节：仰卧，髋与腿放松，分开稍屈，脚底放在床上，尽力抬高臀部及背部；第 5 节：仰卧起坐；第 6 节：跪姿，双膝分开，肩肘垂直，双手平放床上，腰部进行左右旋转动作；第 7 节：全身运动，跪姿，双臂支撑在床上，左右腿交替向背后高举。

▲产褥期保健操

　　骨盆运动，于 1948 年被美国的阿诺·凯格尔医师所公布，常被用来降低尿失禁、妇女的产后尿失禁问题），促进盆底肌群功能的恢复。

　　从产后 6 周开始，可以进行规律的有氧运动，如散步、慢跑、瑜伽等，也可以酌情增加无氧运动的肌力训练。在伤口愈合良好，恶露干净无异常阴道出血的情况下，还可以选择游泳。一般从每天 15 分钟逐渐增加至每天 45 分钟，运动量可根据身体情况和个人耐受程度逐渐增加，每周坚持 4 ～ 5 次，形成规律。不过由于是哺乳期的妈妈，为避免运动时乳房胀痛引起的不适，应在锻炼前先哺乳或者吸奶排空乳房。

✖ 产后 42 天 "盆底功能" 评估必须要做吗?

这点很重要! 而且妈妈和宝宝都需要在产后 42 天时，回到分娩医院进行产后 42 天的复查。

对于妈妈来说，要进行全面的身体健康检查，主要包括以下几个方面。

医生要详细询问一下产后 42 天之内，也就是产褥期，妈妈的基本情况。尤其是母乳喂养的状况、身体有无不适、恶露有无反复、睡眠状态以及情绪有无异常，同时，需要进行产后的心理状况评分。

医生要对产妇进行全面查体，测量体重、血压，进行盆腔检查，了解子宫复旧及伤口愈合情况。

对孕期有合并症和并发症者，要进行相关检查。比如，对于妊娠期糖尿病的妈妈，需要空腹来医院就诊，进行非孕状态下的口服糖耐量试验（OGTT）；对于孕期合并甲状腺功能减低者，需要复查甲功，调整用药的剂量或者适时停药；对于孕期或者产后贫血者，需要复查血常规，评估贫血状态是否已经纠正，等等。如果妈妈在分娩过程中有手取胎盘、可疑胎膜残留或者至今恶露仍未干净的情况，还需要进行超声检查，了解宫腔内的状况。

医生要对产妇提供喂养、营养、心理、避孕方法等指导。比如，对已完成生育计划或因严重的内外科疾病不宜再次妊娠分娩的夫妇，建议采用长效避孕措施，包括永久性的女性或男性绝育手术；对 2 年后有生育计划的夫妇，建议使用长效但是可逆的避孕措施，如上环或者皮下埋植剂进行避孕；如果对这些有创性的避孕措施有所顾忌，要向医生询问避孕套的正确使用方法，避免使用安全期、体外排精、紧急避孕药等避孕措施，以免增加意外怀孕的风险。对未哺乳的妈妈，也可在产后 3 周后使用短效口服避孕药避孕。

医生要对产妇进行盆底功能评估与适宜运动指导，促进产妇盆底功能恢复，避免远期并发症，影响生活质量。

在产后 42 天检查中，其中还有很重要的一项就是进行盆底功能的评估。

大家有时会疑惑，这个检查有用吗？会不会是在交智商税？这里，我要很负责任地告诉大家，盆底健康非常重要，一定要引起大家的高度重视。

怀孕、分娩的过程，会对女性的盆底肌群造成巨大的影响，而且这种影响一定是多生一个，加重一次，即便宝宝经过剖宫产出生，由于妊娠晚期增大的子宫负担，也会造成盆底功能的损伤。这种损伤造成的症状是多方面的，包括产后排尿异常，比如尿潴留、尿失禁、产后排便异常、盆腔脏器脱垂、会阴部疼痛、性交疼痛、腰骶部疼痛、产后性功能异常，等等。而且这种影响如果不予重视、治疗，可能会伴随你的后半生，严重影响你的生活质量。

曾经有一项研究表明，如果在妊娠晚期或者产后有尿失禁的症状不进行治疗，即便产后症状缓解，一旦绝经以后，90% 以上的人会再次出现尿失禁，并且随着绝经时间的延长，尿失禁的症状会越来越重，严重者合并子宫脱垂，甚至需要每天穿着尿不湿度日。另外，再给大家一组触目惊心的数据，根据北京市的流行病学调查发现，成年女性尿失禁患病率为 38.5%；全国六大区的流行病学研究结果是 30.9%。也就是说，中国女性约有 1/3 会遭受尿失禁之苦，且随年龄增长而增加。说这些不是为了吓唬大家，而是提醒大家，盆底功能评估和治疗的重要性。

在产后 42 天如期进行评估，如果没问题，皆大欢喜，如果有问题，就要尽早进行干预和治疗。损伤小，症状轻者，可以自己在家进行盆底肌训练，也就是凯格尔运动，可每日 2 ～ 3 次，每次 10 ～ 15 分钟。如果损伤比较严重者，就需要请医生制订个体化治疗方案，包括盆底肌筋膜疼痛手法治疗、盆底肌肉电刺激、盆底生物反馈治疗、阴道哑铃法、磁刺激治疗等，这些就需要在医生的指导下完成了。

宝宝的产后 42 天检查，主要在儿科进行。检查的目的包括了解宝宝出生后的基本情况；测量身长和体重，进行全面体格检查；提供宝宝喂养、儿童早期发展、口腔、疫苗接种等方面的指导等。由于儿科不是我的专业，这里就不展开讲了。

如何引导大宝正确面对初生的弟弟妹妹？

我跟好多朋友或者患者聊到生二胎三胎的话题时发现，一部分人不敢生，是怕面临小的哭、大的闹这种一塌糊涂的场面；或者大宝如果是个心思细腻的孩子，尤其是女孩子，可能怕新出生的弟弟妹妹从父母那里分走父母的关爱，甚至认为父母不再爱自己了，从而对弟弟妹妹产生抵触的情绪。

面对这些问题，如果父母对于大宝的教育引导工作做得好，他们很可能就是一个很好的小帮手。所以在父母准备要二胎三胎之前，就需要着手准备应对策略。

如果你的大宝已经比较大了，尤其 3 岁以上的孩子，就会有一定的思维能力了，那么，在你们夫妻有二胎计划时，要先征求一下大宝的意见，这样，大宝会有被重视的感觉。一旦二宝出生，大宝的角色也会随之发生变化，会从只能听命于父母的服从者，变成现在地位仅次于父母的管理者，这种角色的转变，会让大宝的使命感、责任感油然而生。

大宝需要配合父母，对弟弟妹妹的日常照顾和教育负起责任。从妈妈怀上二宝三宝开始，就要告诉大孩子，以后这个即将出生的小宝宝会是和你一生相伴的人，是除了父母以外，最亲近的人。怀孕期间，就可以拿着超声报告给大宝介绍一下，这就是你即将出生的弟弟或妹妹，一起畅想一下，如果是弟弟，我们应该怎么照顾他；如果是妹妹，我们应该怎么打扮她。在他小的时候，你要帮着爸爸妈妈小心呵护他，从小你们相伴成长，长大以后也会继续相互扶持，渡过人生一个又一个难关。在你今后的人生道路上，不是多了一个负担，而是多了一个助力。而在他真正成为你人生助力之前，首先是要健康地长大，而在他长大的过程中，作为哥哥或者姐姐的你，自然功不可没，但是，这需要你付出一定的耐心、时间以及努力，而你的任何付出，将来一定会有回报。

弟弟妹妹出生以后，只要在大宝的能力范围内，要真正敢于让大宝参与到对婴儿日常照顾的细节中，比如一起给宝宝洗澡或者给两个宝宝一起洗澡；让大宝给二宝喂饭、换尿布、换衣服；大宝陪伴二宝一起入睡、玩耍；等等。这种参与感不但可以分担父母的工作量，还会增强大宝责任心的培养，也能让大宝体会到照顾人不容易，更珍惜父母为自己的付出，理解父母的不容易。同时，因为是跟父母一起照顾二宝，会让大宝觉得自己仿佛地位提升到跟父母一样重要了，相信大宝幼小的心灵也会充满自豪感的。

再者，**应该带着大宝照顾二宝，而不是将大宝放在一边，置之不理，也不要一味地让老大凡事都要忍让，要让兄弟姐妹间在相亲相爱的前提下兼顾公平。** 避免让大宝觉得初生的宝宝分走了父母的关爱。如果大宝因为某些行为不当，造成了二宝的哭闹，也不要不分青红皂白训斥大宝，不要认为大宝就应该无条件地让着弟弟妹妹，而应该详细了解一下原因，尽可能地公平处理。

还有很重要的一点，如果想让大宝爱二宝，一定要给大宝足够的关爱。即便有了新出生的宝宝，**夫妻中间，至少也要经常抽出来一个人，跟大宝有独处的时间。** 可以陪着大宝聊聊天，看看书，谈谈心，如果发现大宝有什么心事或者情绪低落，一定要进行有效的沟通，让大宝把心里的困扰说出来，不然长时间郁结于心，大宝可能会变得敏感、多疑，甚至对二宝产生排斥的心理。有时候大宝会故意犯错，其实也是为了将父母的目光重新引回到自己身上，想争取父母更多的关爱，此时，作为父母，要及时认识到这一点，而不是严厉批评大宝犯下的错误；而且要明确告诉大宝，相信爸爸妈妈对你的爱一点都没有变！

总之，对于孩子的教育任重道远，尤其是对于二胎三胎家庭，需要平衡父母的关爱，协调孩子们的关系。需要大家摸索的地方还有很多，作为父母，跟孩子一起携手成长吧！

产褥篇

后　记
Postscript

　　这本书到这里就告一段落了。亲爱的读者，我的经验之谈是否或多或少地帮到你了呢？

　　其实刚刚开始写这本书的时候，我还是很忐忑的。

　　其一，现在大家获取信息的途径太多，可以查到的知识也很多。在节奏快、压力大的工作之余，大家是否还愿意用一本厚厚的书来答疑解惑？即便愿意，是否还能有精力和时间细细地研读完一本书？但写着写着，我就释然了。因为我慢慢体会到，将自己的经验用文字的方式记录下来，会产生一种仪式感，而生活是需要仪式感的，学习亦然。况且网上得来的知识与信息，跟书里的相比，无疑是碎片化的、易丢失的，甚至很大一部分还可能真伪难辨。

　　其二，书中的很多内容是我十几年的临床经验的总结，虽然肯定离不开各种临床指南，但是依然不能保证得到大家百分之百的认同。毕竟每个人的经验、看待问题的角度和立场都有所不同，所以各位读者可以选择性地接受，而即便书中只有一个知识点能够帮助到你，我的努力也算是值得的。

　　最后，感谢中国人口出版社对本书出版的大力支持。

　　谨以此书致敬我的恩师，郑建华教授！

王蕾

2023 年 4 月